中医脏腑养生操

余军 著

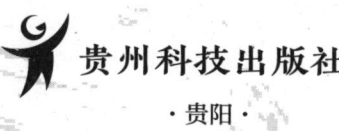

贵州科技出版社

·贵阳·

图书在版编目（CIP）数据

中医脏腑养生操 / 余军著 . -- 贵阳：贵州科技出版社，2024. 9. -- ISBN 978-7-5532-1349-1

Ⅰ . R212

中国国家版本馆 CIP 数据核字第 2024EB2837 号

中医脏腑养生操

ZHONGYI ZANGFU YANGSHENG CAO

出版发行	贵州科技出版社	
地　　址	贵阳市观山湖区会展东路 SOHO 区 A 座（邮政编码：550081）	
网　　址	https://www.gzstph.com	
责任编辑	付　玉	
装帧设计	呦鹿 1015838109@qq.com	
经　　销	全国各地新华书店	
印　　刷	天津市新科印刷有限公司	
版　　次	2024 年 9 月第 1 版	
印　　次	2024 年 9 月第 1 次	
字　　数	180 千字	
印　　张	14	
开　　本	710 mm × 1000 mm　1/16	
书　　号	ISBN 978-7-5532-1349-1	
定　　价	49.00 元	

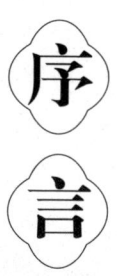

健康中国，预防为先

　　阳光、空气和水是大自然赋予我们最宝贵的资源和财富。健康是我们每个人最基本也是最高的追求。14亿人的健康，不能全靠吃药、打针来解决，"健康中国"必须依靠先进的手段进行预防。2000多年前，中医宝典《黄帝内经》提出："是故圣人不治已病治未病，不治已乱治未乱，此之谓也。夫病已成而后药之，乱已成而后治之，譬犹渴而穿井，斗而铸锥，不亦晚乎。"西方医学对于健康管理、新的社会医学模式的认识，使中西医学殊途同归。医疗保健应遵循整体观、辨证施治、预防为主、精准医疗。

　　社会以人为本，人以健康为本，健康以养生为本，养生以教育为本，教育以运动为本。爱自己才有健康，寻求健康人生的钥匙，就在我们每个人自己的手中。

　　"合理膳食、适量运动、戒烟限酒、心理平衡"已经成为人们共同的健康口诀。本书对常见的脏腑疾病、中医经络导引原理，做了深入浅出的论述，并辅之介绍合于天时、适于个体的健康膳食，使读者能受益更大。

国家中医药管理局中医药标准化工作办公室副主任

中国中医科学院规范标准研究中心执行主任

全国第三批名老中医学术经验继承人

沈氏女科第二十代传人

医学博士、博士生导师

中国中医科学院教授

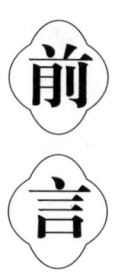

前言

　　社会的高速发展带动了科技的进步，但同时也使我们赖以生存的自然环境及社会环境发生了重大的改变。对当下的人们来说，来自家庭、工作、学习等方面的压力日益增大，加之膳食结构和生活方式的转变，以及外部生活环境的影响，致使大多数人每天都在承受着来自心理、身体的双重压力，在此状态下，就易引发身体不适，长此以往，就会伤及脏腑，引发病变，严重影响身体健康。

　　人体组织很奇妙，它具有自我修复的功能，而激活这一功能的"钥匙"就是运动。运动不仅可以增强人的体能，坚定人的信念，调节人的心绪，提高人体自身免疫力，而且有时对治疗一些疾病，特别是慢性疾病，比打针吃药还要管用。人类时刻都在"运动"着，运动大体分为两类：外在与内在。外在是指骨骼机体的锻炼，内在是指身体内脏腑器官的锻炼。人们一般都进行"外在运动"，比如中老年人偏向于广场舞、健身操、太极拳、八段锦、五禽戏等运动强身健体，年轻人偏向于瑜伽、器械、街舞等塑形锻炼体魄。这种外在的锻炼重点练就的是体表、肌肉和骨骼，对于五脏六腑等内在脏器的锻炼却没有太强的针对性。

脏腑健康是人体健康的根本。本人作为一名医者，拥有多年的从医经验及对一些疾病的认识和理解。在此基础上，本人依托于传统的中医理论，结合人体经络及传统的健身保健功法，有针对性地总结出了一套针对脏腑器官的强身操。这套强身操力求通过微运动对脏腑进行微调、健康慢养，以循序渐进的方式达到修身固本、防病祛病的作用。

对于疾病的治疗，讲究的是标本兼治。对于运动，我们也要内外兼修。外练体魄，塑形——治标；内练脏腑，激活——治本。脏腑存在于人体内腔，外部被骨骼、肌肉及人体表皮保护着，对脏腑的锻炼往往容易被人们所忽视。而脏腑作为人体机能之根本，同样需要通过锻炼激发其机能潜质及自我修复的功能，从而由内而外地为我们的身体提供源源不断的生机，让我们的身体更加强健，让我们的精气神更加的充沛。

"微运动，慢健康"提倡的是通过循序渐进的坚持和小的改变，从而达到预防疾病和改善身体的效果。以腹腔内的脏腑为"开合"载体，以"导引"为动力，通过微运动促使脏腑器官运动，促进经络疏通、血气通畅，调和营卫、活血散瘀，调整脏腑功能，使我们的身体更加健康、富有活力。

我们的身体健康出现问题，往往并不是突然显现的，而是经过了一个潜在的变化过程。情绪压力、不规律的作息、不合理的饮食结构、不良的生活习惯、外在的自然环境等都是影响我们身体健康的因素。因此，身体的修复也需要一个过程，这就是"健康慢养"的理论。这里的"慢"指的是一个循序渐进的过程，它的基础是坚持。慢，也是一种生活方式，这是相对于当下快节奏的生活状态而言，凡事慢一下，给自身一个缓冲的时间，更利于自我的思考及计划的执行；遇事慢一慢，保持头脑的清醒，更利于自我情绪的掌控并做出明智的决策；慢一些，更利于健康的恢复提升与巩固。

"心绪平稳、合理膳食、规律作息、适当运动"是人们保持身体健康的基本准则。本书对五脏六腑的生理结构进行了基本的描述，目的是为了让读者更加了解我们的身体结构及脏腑器官功能。同时，本书依托于传统的中医理论，结合人体的经络及传统的健身保健功法，通过导引使其结合贯通。坚持微运动的练习，从而达到脏腑微调的目的，由内而外地激发脏腑潜能、强健外部机体，让我们的身体更加健康，生活更加的欢愉。

在此我希望读者们能够通过阅读本书，了解脏腑对我们身体的重要性，并对书中的微运动，进行循序渐进地练习，养成锻炼的习惯；改变生活上的一些坏习惯，作息规律，结合合理的膳食，真正地"激活"我们的脏腑器官，从根本上调整身体的状态，以"慢养"的方式，获取最大的健康。

目录

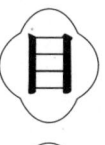
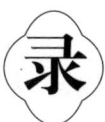

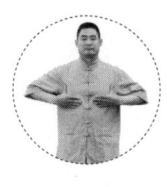
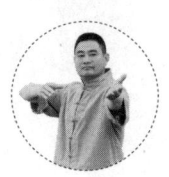

下篇　六腑篇

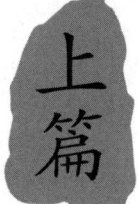

上篇

五脏篇

脏腑的微运动原理，是通过外在有针对性的轻微幅度动作，依靠腹肌、膈肌、脊椎、胸肌与胸廓等部位的协调运动，带动和引导开合。

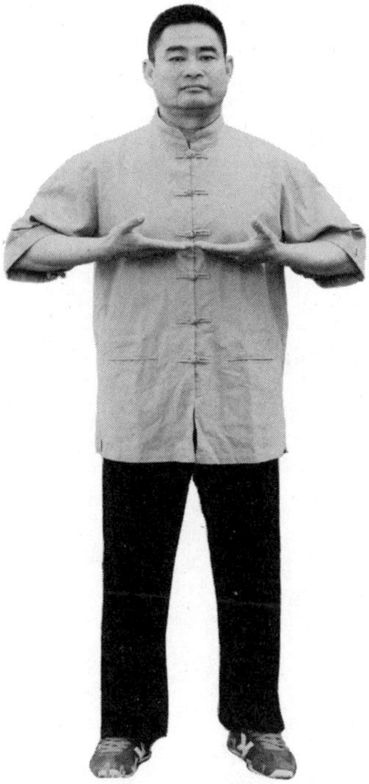

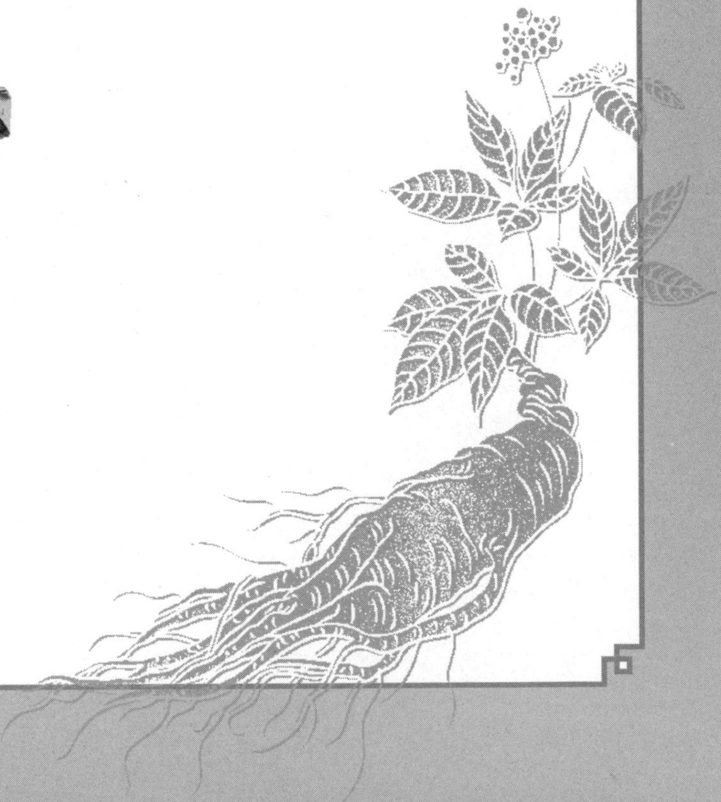

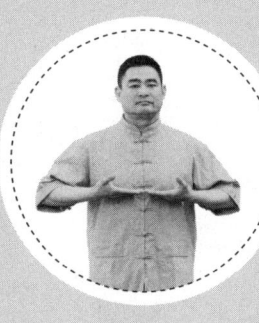

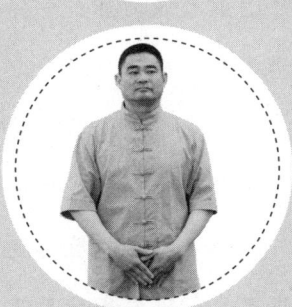

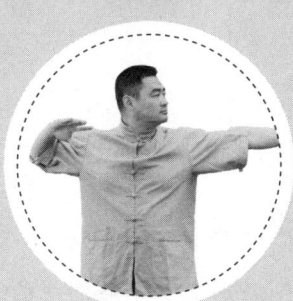

第一章

「心」平之气和

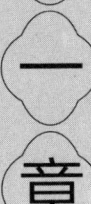

心脏是人身体中最重要的一个器官，主要功能是为血液流动提供动力，把血液运行至身体各个部分。人的心脏是一个极其精妙的动力泵，只要生命不息，它就会不断地为人体工作。

第一节　心脏是生命的发动机

病　案

　　2021年10月，我接诊了一位六十多岁的男性患者，那时我刚送走前一位病人，他就在自己女儿的搀扶下，弓腰驼背地走进了诊室。他脸色发红，眉头紧皱，手捂着胸口，显然是心脏病发作后的余痛。据他描述，自己心慌胸闷已反复发作3年之久，3个月前症状突然加重，心慌悸动频繁发作，背部还时常疼痛，尤其在劳累后和情绪激动时症状更加明显。且发病以来，经常感到头晕和头痛，容易心烦，动不动就发怒，即使是一些小事也会让他情绪激动；常感到口干口渴；睡眠质量很差，经常做梦，而且很容易被吵醒。此外，他还存在气短、健忘、周身畏寒等情况，严重影响了日常生活。患者自行服用多种西药后，效果并不明显，经人介绍，来我这里问诊。

检　查

　　我仔细询问了他的生活习惯、饮食习惯及家族病史。了解到他的工作属于久坐伏案类型，退休后仍笔耕不辍，有长期熬夜的习惯，运动时间较少。饮食方面以肉类为主，鲜蔬食用较少。

在望诊中，我发现他的舌质暗红，舌苔黄腻，舌下的络脉粗紫，双手大鱼际（即手掌大拇指根部明显凸起部位）凹陷；脉诊时，我发现他的左脉沉细，右脉弦滑。诊室内测量血压与心率尚处于正常区间。

诊　断

患者年逾六旬，体内脏腑本就虚衰，气血不足，再加上久坐辛劳，失眠熬夜，致使气血亏耗更甚，心脉气虚，血行不畅，所以引发了心慌悸动、头晕头痛、胸闷气短、周身畏寒等症状。

根据这些症状体征结合脉象，我诊断他的情况在中医上属于心悸，在西医上属于心律失常。

心悸产生的原因多样，也常与不良生活习惯或药物影响有关，比如过度劳累、熬夜、饮酒等，对咖啡因敏感的人群摄入了咖啡或者浓茶后也容易发生。所以需要尽早重视，及早调养。不过在调养心脏之前，请听我重点讲述心脏的养生知识。

溯源

人之所主者心，心之所养者血，心血一虚，神气失守，失守则舍空，舍空而痰入客之，此惊悸之所由发也。

——《证治准绳·惊悸恐总论》

本案便是如此，患者由劳累致使气血亏乏，引发心悸胸闷，加重头晕、失眠、心烦等症状。

心脏是人体最重要的器官之一，好比一台"不知疲倦"的发动机，通过自身搏动提供动力，推动血液流动，为体内各个器官及组织提供充足的氧和营养物质，同时，将体内代谢产生的废物如二氧化碳、无机盐、尿素、尿酸等带走，以维持人体细胞、组织正常的生理活动。

人体的心脏外形像个"桃子"，位于人体胸腔中部，横膈之上，两肺间偏左。一个成年人心脏的体积相当于他握紧的拳头大小，重量约为350克，通常女性的心脏体积要比男性的偏小。在人的生命过程中，心脏始终在有规律地跳动着。

这种有规律的跳动，是由心脏有节奏地"收缩"和"舒张"所产生。成年人一般心跳频率为60～80次/分钟，平均跳动约为75次/分钟。心脏通过"收缩"和"舒张"将血液输送到人体各部位，使体内血液循环系统正常运行。

❧ 心脏的基本结构

心脏由心肌构成，内部中空，分为左心房、左心室、右心房、右心室四个腔，左右心房之间和左右心室之间均由间隔隔开，故互不相通。心房与心室之间有瓣膜，这些瓣膜使血液只能由心房流入心室，而不能倒流（如图1，心脏结构简图）。

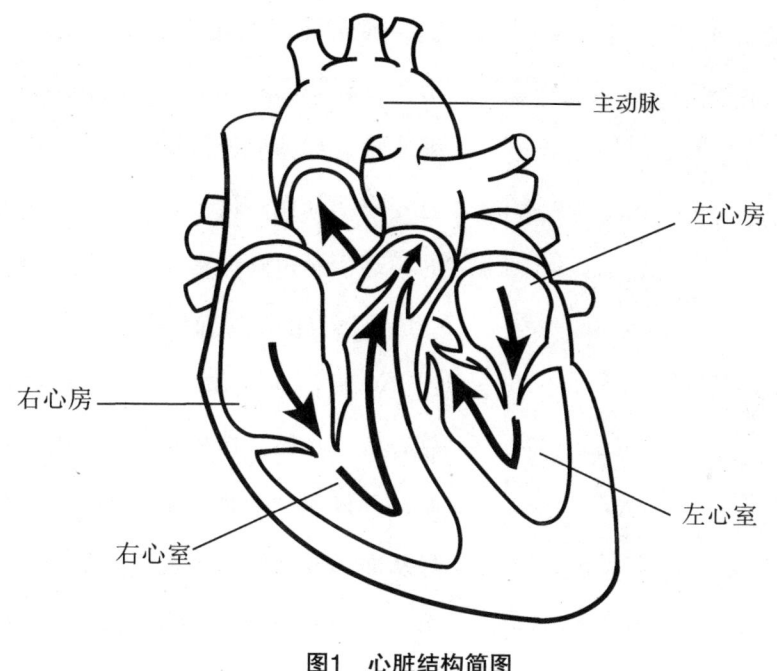

主动脉

左心房

右心房

左心室

右心室

图1　心脏结构简图

❧ 血液在人体内的循环

血液在人体内的流动方向为：上、下腔静脉，冠状窦→右心房→右心室→肺动脉→肺循环→肺静脉→左心房→左心室→主动脉→体循环→上、下腔静脉。

血液在人体内的循环可分为：体循环与肺循环。

体循环　它是指血液由左心室射入主动脉，并经各级动脉分支流向毛细血管，在此与组织细胞进行物质交换，由动脉血变成静脉血，将养分、氧气送入组织，同时，带走代谢物进入静脉，最后经上、下腔静脉返回右心房。

健·康·小·话

十句话教您日常生活中如何"护心"

1. 饮食均衡戒烟酒
2. 每天都吃凉拌菜
3. 每天多做深呼吸
4. 常看喜剧多玩笑
5. 多晒太阳勤锻炼
6. 社交互动多联系
7. 少吃脂肪和精糖
8. 护心食物不过量
9. 每周三次户外走
10. 规律作息定期查

肺循环　它是指血液由右心室射出，并经肺动脉干及其分支到达肺泡毛细血管，与肺泡进行气体交换，由静脉血变成动脉血，再经肺静脉返回左心房的循环，经过肺循环，暗红的静脉血又变成了鲜红的动脉血。

心脏作为人体的"发动机"，依靠心肌"收缩"造成室内压上升推动射血，并依靠"舒张"所产生的室内压下降从而形成抽吸，一缩一张地规律搏动形成心脏的原动力，实现血液在人体内的循环。

第二节　容易被忽视的心脏病症状

　　心脏作为人体生命的"发动机"，实现了血液在人体内的循环，通过血液在各个器官及组织间地流动提供必要的氧和营养物质，维持细胞正常的代谢功能，为人体提供基础的生命动力。如果心脏出现问题，那么将直接影响到人体机能的根基。

　　以下列举出一些常见的，但易被大家忽视的关于心脏的病症特征，以便大家对自身心脏状况能有一定的了解，通过身体的反应进行预判，并及时调理，注意保养，及时就医治疗。

胸闷

　　胸闷是感觉胸部闷胀、呼吸不畅，有些人甚至会感到胸部阵阵刺痛。心脏作为人体生命的"发动机"，其在为血液流通提供动力时，如果血液通路不畅就会影响心脏的搏动频率，轻者胸闷，重者会有刺痛感。

失眠、心悸

　　失眠是指经常性的无法正常睡眠，失眠的情况有很多种，例如不易入睡、浅睡眠容易醒，或是彻夜无眠等。

心悸是指感觉心中悸动、惊恐不安，不能自主的一种症状，并常常伴有胸闷、气短、健忘、眩晕等症状。

传统中医学认为，失眠、心悸与气血不畅、思虑过度密切相关。思虑过度可导致精神的兴奋和消极，任何一种情绪都会对心脏产生一定的影响。积极情绪可促使气血流通，消极情绪可致体内痰湿瘀堵，停留于体内，从而导致气血运行不畅。而人体的心脏时刻处于运转中，运转不畅，气血受阻会导致出现睡眠不安、心悸的症状。

心脏疾病是一种没有单一特征的病症，通常一些症状能够提示心脏可能存在病症，但当几种症状同时出现时，则需进行综合评判方能得出肯定的诊断。

当我们身体不适到医院就医时，医生通常会通过了解我们的既往病史、家族遗传史，并配合机体检查来确诊以及评估疾病的严重程度。然而，有时患有严重心脏病或某些晚期疾病的患者也可能没有突出的症状表现。因此，心脏器官的日常锻炼、保养及养成规律的作息时间至关重要。我们要养成良好的生活习惯，注重对心脏的日常保养，激活其生理功能从而使其规律、健康运转。

在为本章中的患者诊治时，我就采取了针灸与中药治疗相结合的方式，搭配运动疗法——心外按压引导、食疗与日常锻炼等方法，患者的症状明显减轻。而运动疗法是接下来介绍的另一个重要内容。

第三节 微动作之锻炼心脏

动作名称 **心外按压引导**

附赠养生操视频
扫码即看动作教学

动作详解 ··

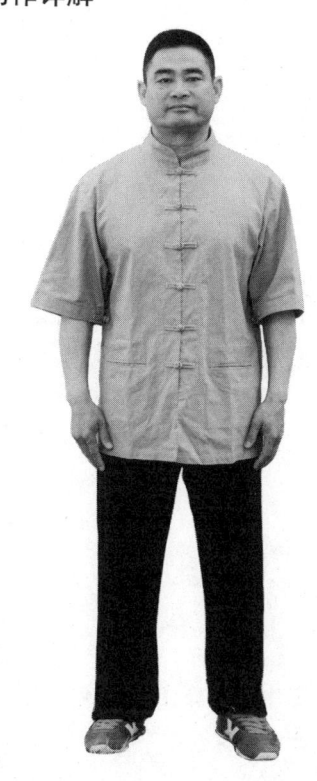

1. 两脚平行开立，与肩同宽，双手放于大腿两侧。

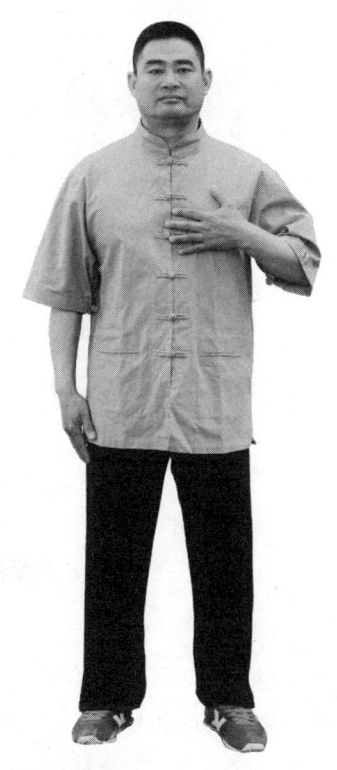

2. 左手放于左胸之上，掌心与左胸乳头重合。

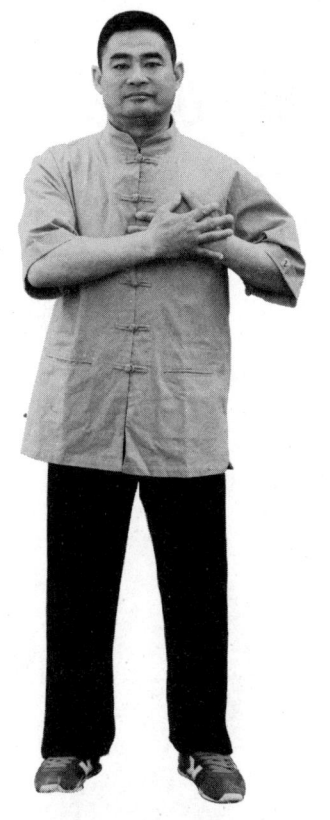

3. 右手掌心放于左手手背之上，双手叠掌（左下右上），并结合呼吸频率进行按压。

·动作要领·

吸气时双手随左胸处鼓起，呼气时双手随力按压，一吸一压重复15～20次。

动作理论依据：《黄帝内经》

动作疗效：

心外按压引导动作可以抚摩心脏器官，促进体内血液流动，使血液通过血管流向肺脏器官，从而为其他重要器官提供充足的氧气，起到激发、强健心脏的功能，对预防和调节胸闷气短、心绞痛，增强脑供血等有一定的作用。

动作名称　**平心舒展引导**

动作详解 ·······································

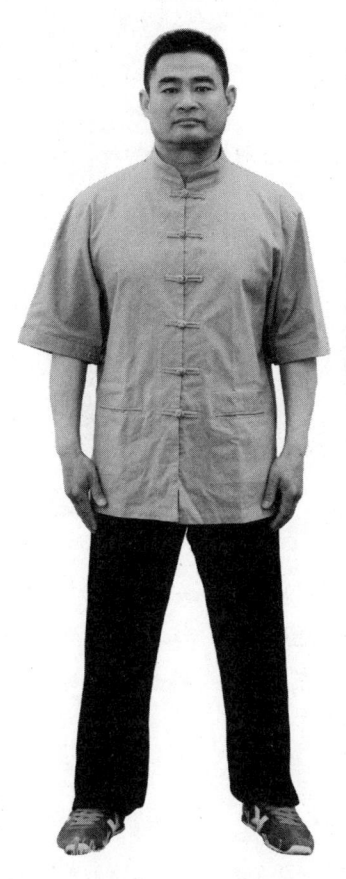

1. 两脚平行开立，略宽于肩，膝关节呈直立状。

2. 上体正直，双手掌心向上，随着吸气，双手缓慢向上抬升至胸前。

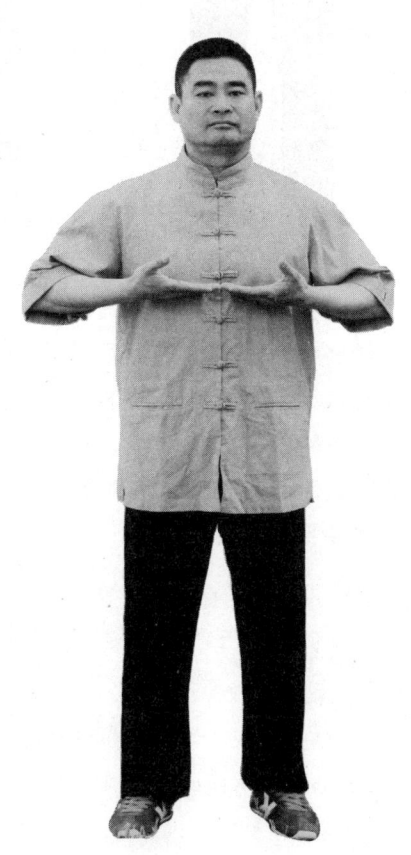

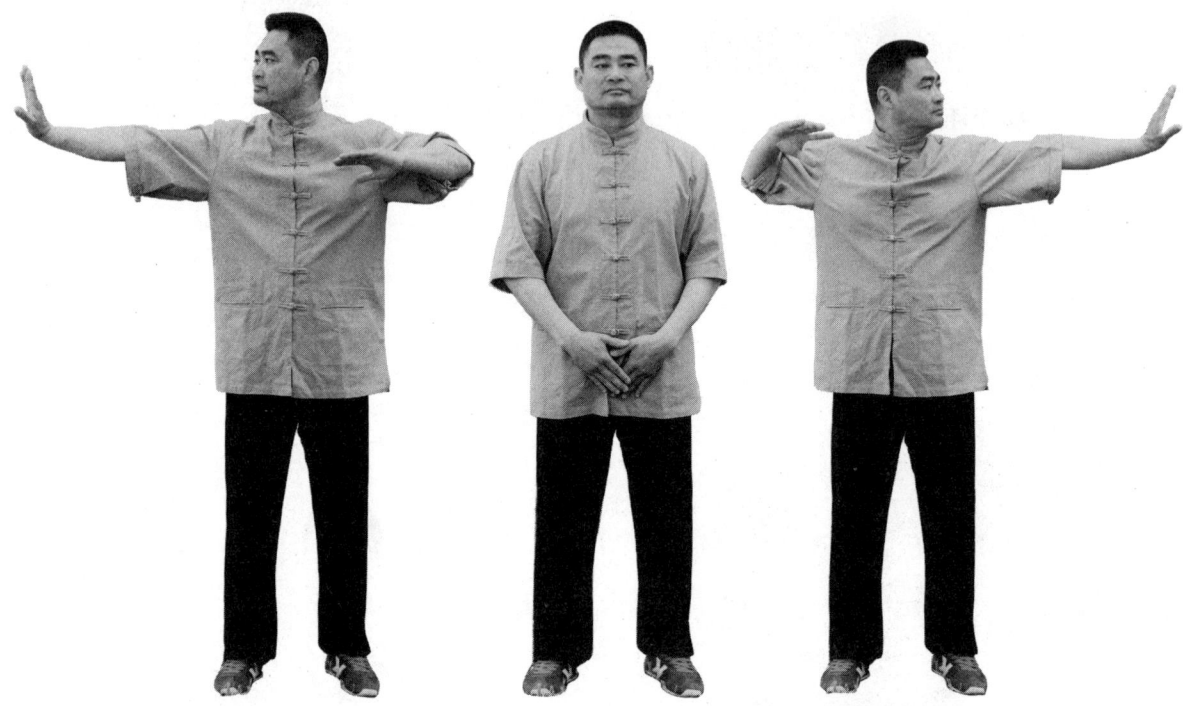

*3.*右手变为立掌向右平推，右臂展直，同时，左臂屈肘向左拉回，左掌掌心向下，停于左胸前，如拉伸状。伸展时眼随立掌移动，同时配合缓慢呼气。

*4.*深吸一口气，屏住呼吸两秒钟后，随呼气双手缓慢下落，左手在下，双手叠掌会于下丹田处。

*5.*反向重复动作，左右交替练习各七次。

动作出处及依据：八段锦

动作疗效：

　　平心舒展引导动作能够增强心脏动力，调节心跳频率，起到镇静平息，令胸口舒缓的作用。

附赠养生操视频
扫码即看动作教学

| 动作名称 | **强心通脉引导** |

动作详解 ······

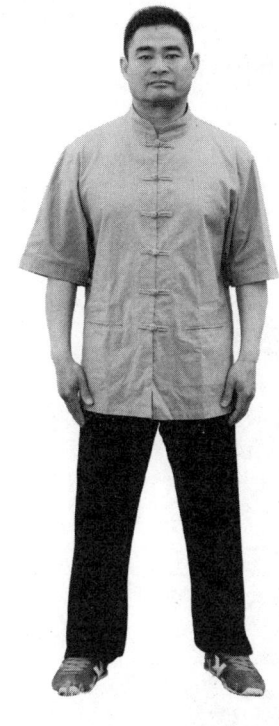

1. 两脚平行开立，略宽于肩，
膝关节呈直立状。

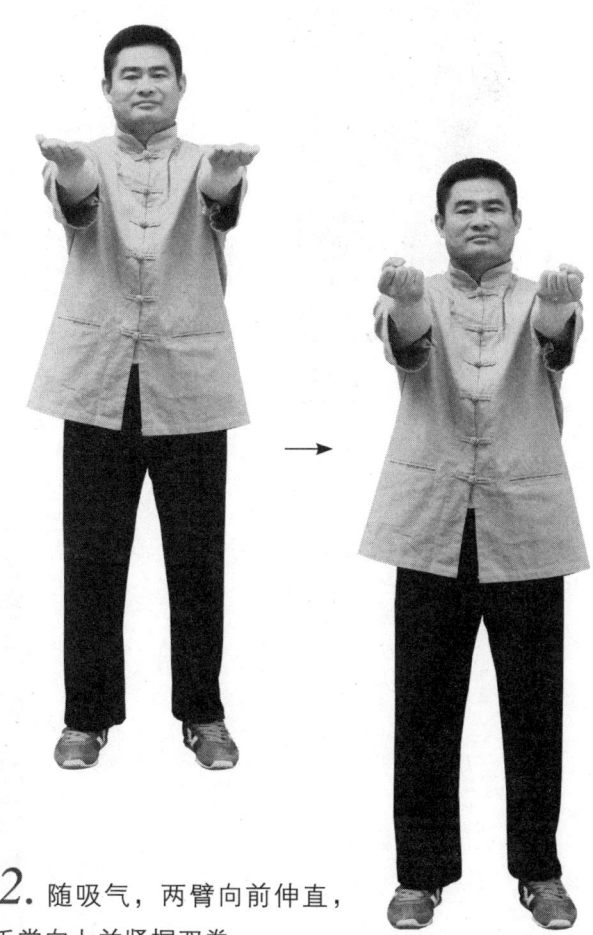

2. 随吸气，两臂向前伸直，
手掌向上并紧握双拳。

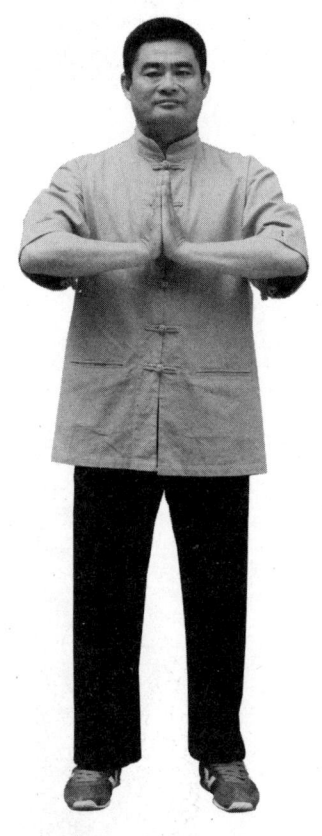

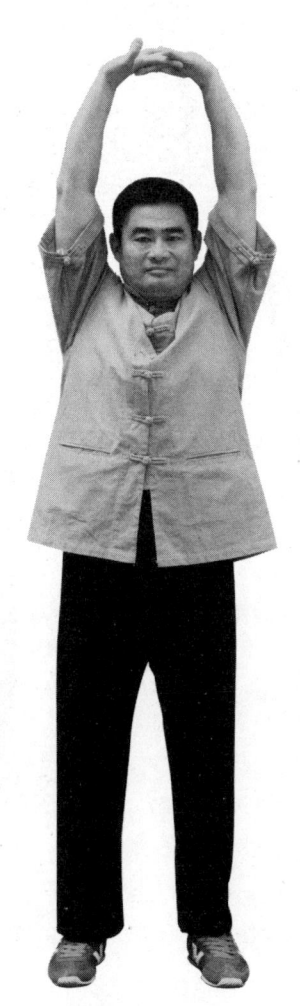

4. 深吸气，同时双掌外翻并向头上伸举，停留2秒钟。

3. 随呼气，两臂下落同时双掌相对合十，停于上丹田处。

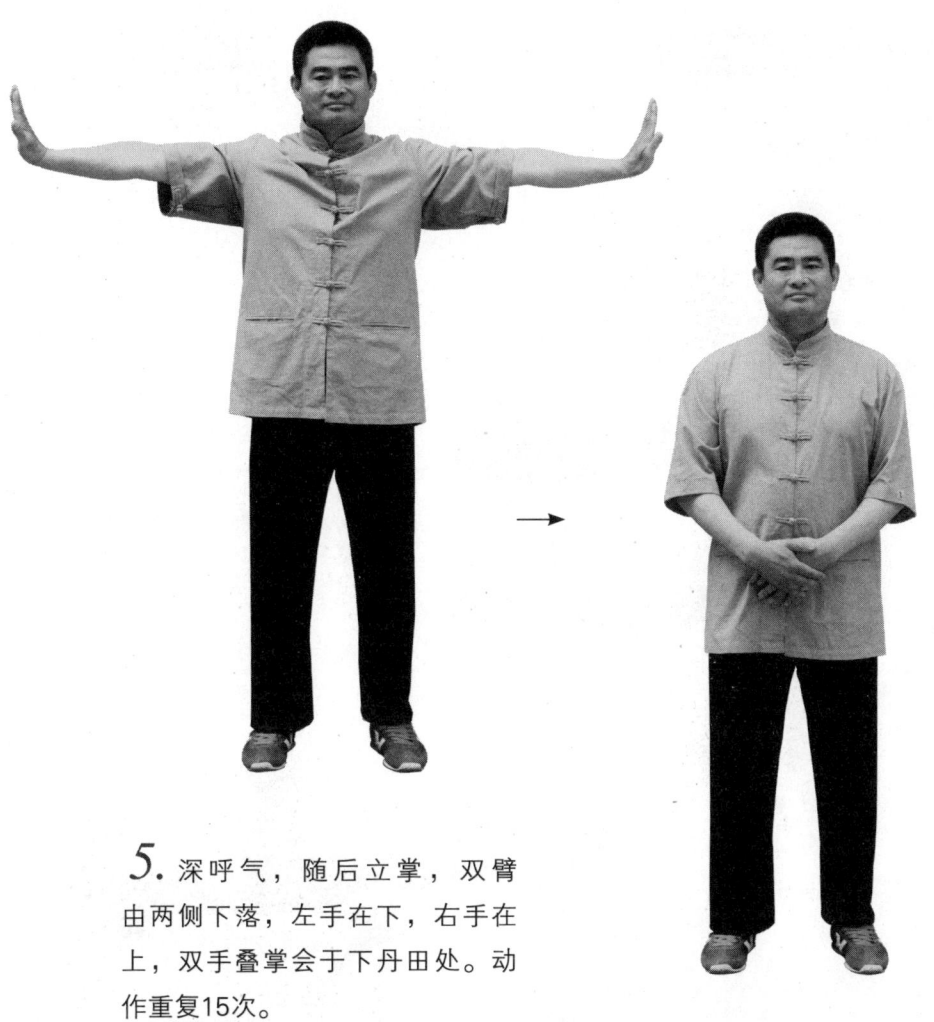

5. 深呼气，随后立掌，双臂由两侧下落，左手在下，右手在上，双手叠掌会于下丹田处。动作重复15次。

动作出处及依据：八段锦

动作疗效：

强心通脉引导动作能够提升心肺功能，增强心脏动力，促进血液循环，对调节心律失常，治疗心绞痛及头晕、气短等有一定的辅助作用。

附赠养生操视频
扫码即看动作教学

动作名称 **按揉内关穴**

动作详解 ······

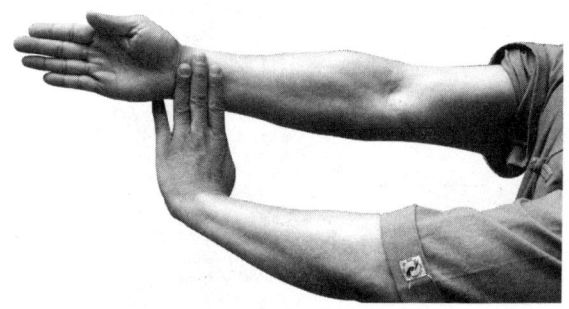

1. 站立或端坐于椅子上，将左手按于右臂内关穴（位于前臂内侧，腕掌侧远端横纹上三指宽度，两筋之间）。

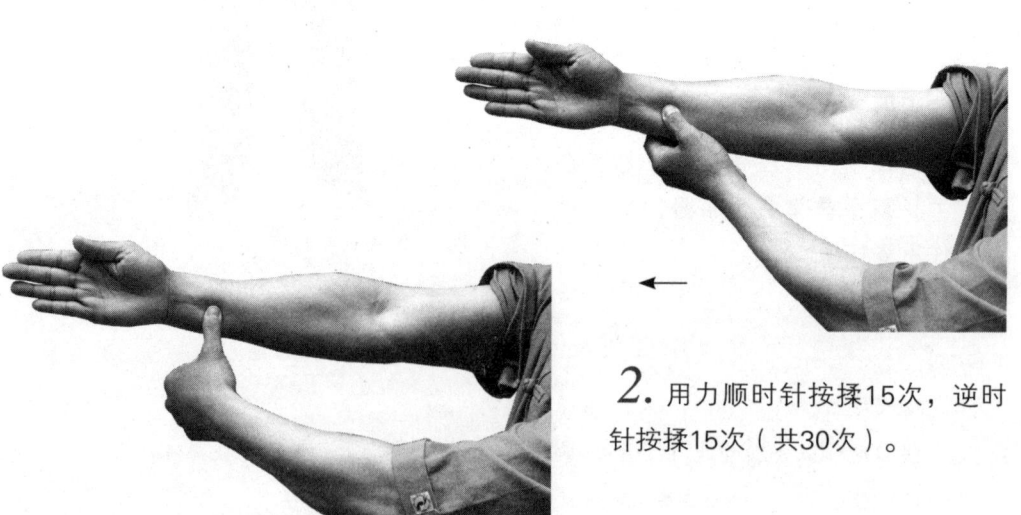

←

2. 用力顺时针按揉15次，逆时针按揉15次（共30次）。

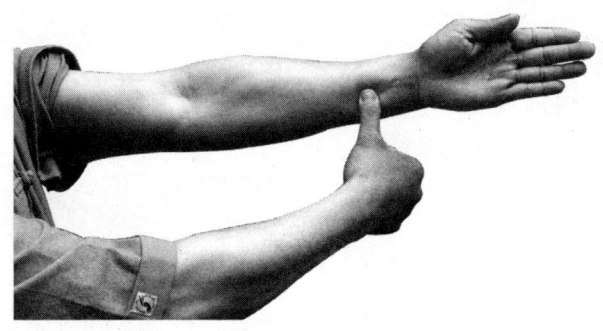

3. 换用右手按揉左臂内关穴，
重复前述动作30次。

动作理论依据：《黄帝内经》

动作疗效：

　　按揉内关穴能够起到镇静平息，舒缓胸口的作用，还能理气、养心安神、镇静止痛。对心痛、心悸、失眠、热病、眩晕及中风的治疗有一定的辅助作用。

第四节　保护心脏从日常做起

人们日常的不良嗜好，如吸烟、饮酒、作息及饮食不规律等，会直接影响心脏器官的正常运转。心脏器官的日常保健，要从有针对性地补充营养及改变日常不良习惯等方面着手，通过调理，让心脏发挥出最佳的生理功能。

保护心脏，我们要做些什么？

1.控制体重，减少冠心病的患病率

经研究表明，成年人的正常体重每增加10%，其体内胆固醇含量平均增加18.5%，患冠心病的概率增加38%；而成年人的正常体重每增加20%，患冠心病的概率增加86%。患有糖尿病的高血压病人比没有患糖尿病的高血压病人患冠心病的概率高1倍。

因此，为减少心脏类疾病的患病率，在日常生活中要注意控制身体体重在正常的范围内。

2. 戒烟，减少心脏的耗氧量

吸烟对人体的危害，不单单是侵蚀肺部，对心脏亦有很严重的影响。烟草中含有的烟碱可促使心跳加快、血压升高（研究表明，过量吸烟亦可使血压下降）、心脏耗氧量增加、血液流动异常等。

经研究表明，身体由吸烟引起的上述症状，可使30～40岁的吸烟者（常年）发生冠心病的概率高于不吸烟者。且常年吸烟还容易导致心绞痛和猝死。因此，为了自己的身体健康应减少吸烟，甚至戒掉吸烟。

3. 限酒，促进心肌的收缩能力

酒的主要化学成分是乙醇，适量饮用能够促进血液循环、通经活络，但是过量饮用就会对身体造成严重危害。过量摄入乙醇会降低心肌的收缩能力，影响血液在人体内的循环，同时，对患有心脏类疾病的人来说，过量饮酒除了会增加心脏的负担以外，还会导致心律失常，并影响脂肪代谢，促使动脉硬化的形成。

因此，对于长期饮酒或是患有心脏疾病或是身体处于亚健康状态的人，应尽可能地减少或是戒除酒精摄入，规律运动及合理膳食结构，养成规律的生活习惯，达到保养心脏的目的。

4. 少去人群密集场所，避免病毒交叉感染

人群拥挤的地方，病毒容易通过空气传播造成交叉感染，特

别是感冒流行的季节。冠心病、病毒性心肌炎等疾病都与病毒感染有关。因此，应尽可能避免到人群拥挤的地方，同时，做好自我防护，减少交叉感染。

5. 饮食做到"三低"

合理的饮食时间及膳食结构，对人体营养摄入及维护机体机能有着至关重要的作用。从心脏疾病的防治角度，原则上应养成"三低"（低热量、低脂肪、低胆固醇）的饮食习惯。

6. 适量运动，有利于提高心脏机能

运动，有利于增强心脏功能，促进人体的正常生理代谢。同时，对促进脂肪代谢，预防动脉粥样硬化也有着重要作用。

对于患有心脏疾病的患者，应避免过于剧烈的运动，选择适量的体力活动。适量的体力活动有助于体内的血液循环，防止血栓形成，增强自身抵抗力，提高全身各脏腑器官机能。

7. 规律生活，充分放松身心

在日常生活中，我们要保持心情愉悦，避免情绪大幅起伏和身体过度疲劳。合理规律的作息时间，可以让我们身心得到充分的放松，让我们体内的脏腑器官有规律地协调运作，充分发挥心脏的生理功能。

❧ 保护心脏，我们要吃些什么？

血液中的胆固醇含量过高是引发心脏病的诱因。我们可以通过规律合理的饮食，维持体内胆固醇含量的正常水平，保护我们的心脏。

杏仁

杏仁分为甜杏仁及苦杏仁两种。我国南方地区产的杏仁属于甜杏仁，味道微甜多用于食用；北方地区所产的杏仁则属于苦杏仁，味略带苦味，多做药用。

杏仁富含脂肪、蛋白质、糖类、胡萝卜素、维生素C，以及钙、磷、铁等营养成分。杏仁中富含的多种营养物质能够有效降低心脏病的发病概率，其富含丰富的脂肪油，有降低胆固醇的作用，对于胆固醇水平正常或是偏高的人，可食用杏仁来取代膳食中营养密度高的食品。

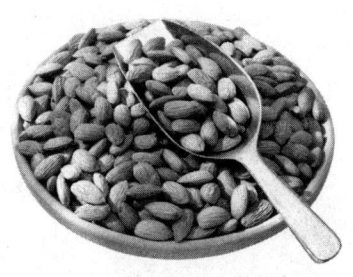

但杏仁不可过多食用，特别是苦杏仁，如作药用还需遵照医师指导。

薏苡仁

薏苡仁富含淀粉、蛋白质、多种维生素及人体所需的多种氨基酸，有使末梢血管特别是肺血管扩张的作用。高纤维的薏苡仁，不仅可以美白，而且其降低胆固醇的效果不输燕麦。属于水溶性纤维的薏苡仁，可以加速肝脏排出胆固醇。

黑芝麻

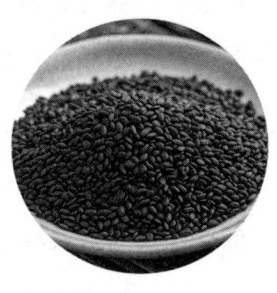

黑芝麻富含脂肪和蛋白质，还含有糖类、维生素A、维生素E、卵磷脂、钙、铁、铬及珍贵的芝麻素等营养成分，可做药食两用。食用富含抗氧化成分的黑芝麻，可减缓衰老、乌黑发质，同时能使血管更有弹性，防止血管硬化。

黄豆

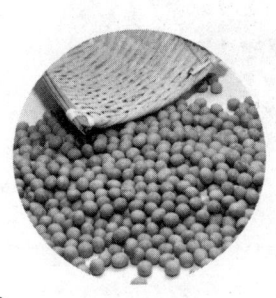

黄豆富含多种人体必需的氨基酸，且多为不饱和脂肪酸，可促进体内脂肪及胆固醇代谢。黄豆含有抗氧化物质、蛋白质和单糖，是良好的蛋白质来源，多食用可有效降低人体内的胆固醇含量。

除以上列举的食物外，常见的人参、当归等补品对心脏的保养也有一定的作用，但并非人人适用，需经专业医师根据个体体质辨证后服用，且建议由少量开始。

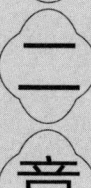

第二章

『肝』之防御

肝脏是人体主要的代谢器官，主要起到排毒素、储存肝糖原、合成分泌性蛋白质等作用，同时，肝脏也能制造胆汁。

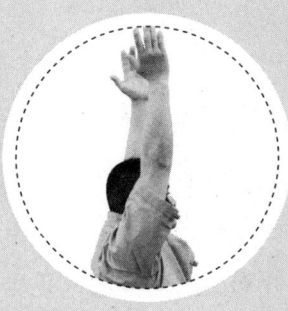

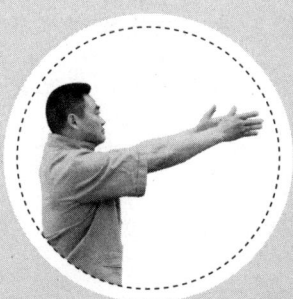

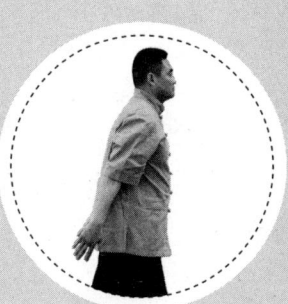

第一节 肝脏——"三军之统帅"

病 案

2022年12月，一位四十多岁的女性患者经多位朋友介绍来到我的诊室求治。她看起来有些疲倦，眉头皱在一起，脸色潮红，神情有些焦躁。据她自诉，近半年来，她总是感到头痛和头晕，尤其是早上起床时，脑袋好像被什么东西裹住了一样，很不舒服。晚上则是躺在床上翻来覆去睡不着，睡着了也总是做梦。心慌气短，脾气变得很暴躁，而且总是口干口苦，非常难受。尤其是最近一段时间，总感觉身体乏力，食欲不振，工作稍微繁重一点，就觉得疲惫不堪。自行服用过西药后，效果不太明显，所以想找中医调理。

检 查

听过她的描述后，我深入询问了她的生活习惯、饮食习惯及家族病史。了解到她曾经在十多年前经历过一次剖宫产手术，术中出现了大出血的情况。近来，由于工作任务繁重，她经常熬夜加班，导致作息和饮食不规律。

在望诊过程中，我发现她的舌质暗红，舌苔薄黄，口唇整体呈现出暗紫色，双手大鱼际褶皱，小鱼际（手掌上与大鱼际相对的位置）泛红，手心发热，多汗。脉诊时，发现她的左脉细弦，右脉弦滑。诊室内测量血压偏高，心率正常。

诊 断

患者多年前因剖宫产手术导致失血过多。在中医理论上，肝为藏血之脏，属阴，因精血损耗，致使肝脏亏虚，失于调养，所以患者体内阴虚阳盛，继而出现口干口苦、急躁易怒、夜寐难安等症。

根据这些症状体征结合脉象，我诊断她的情况在中医上属于眩晕、不寐，在西医上属于高血压、失眠。病位主要在肝、肾。

肝脏，作为人体的主要代谢中心，具备多样且复杂的功能。然而，肝脏一旦出现问题，其症状往往难以察觉，但对健康的影响却是深远的。因此，呵护和调养肝脏健康尤为重要。接下来，再听我讲讲肝脏的知识。

溯源

肝为风脏，因精血衰耗，水不涵木，木少滋荣，故肝阳偏亢。

——《临证指南医案》

本案患者正是因为产后失血过多，使肝脏亏虚，从而引起多方面的症状，所以对肝脏的调养需要重视起来。此外，中医理论认为，肝脏健康与情绪、精神状态密切相关，保持心情舒畅也有助于肝脏的养护。

肝脏是人体主要的代谢器官，主要起到排毒素、储存肝糖原、合成分泌性蛋白质等作用，同时，肝脏也能制造胆汁。

肝脏在人体内的位置和形态结构

肝脏在人体内的位置常伴随着人体的呼吸而改变，通常在平静呼吸时自然升降，在站立及吸气时稍下降，在仰卧和吸气时则稍上升（如图2，肝脏结构简图）。

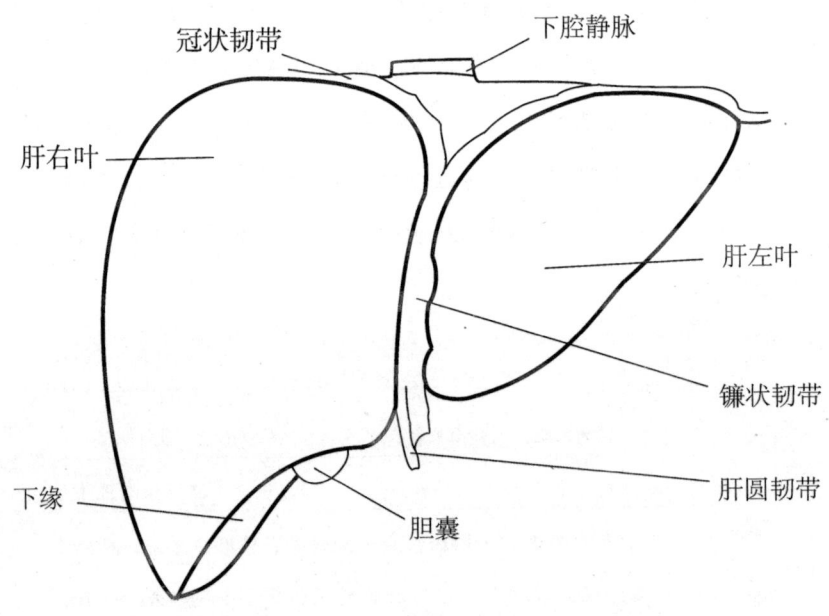

冠状韧带　　下腔静脉

肝右叶

肝左叶

镰状韧带

肝圆韧带

下缘　　胆囊

图2　肝脏结构简图

肝脏在人体内位于右上腹，隐藏于右侧膈下和肋骨深面。大部分肝脏被肋骨覆盖，仅在腹上区、右肋骨弓间露出并直接接触腹前壁，肝脏上面则与膈及腹前壁相接。

人体内健康正常的肝脏呈红褐色，质地柔软。一般成年人肝脏的重量相当于自身体重的2%。据统计，我国正常成年人肝脏的重量：女性为1029～1379克，男性为1157～1447克，最重可达2000克左右。

肝脏就是一个"毒素净化器"

肝脏就像一个"毒素净化器"，它通过新陈代谢将来自人体内、外的部分非营养物质（如药物残留）及人体内的某些代谢产物彻底分解或以原态排出体外。肝脏所具备的这种作用被称为"解毒功能"。

人体内的某些有毒物质经过肝脏的生物转化后，可将其转化为无毒或是毒性较小的易于排泄的物质，但某些物质在经过转化后其毒性增强或溶解度降低。肝脏的生物转化方式很多，一般的水溶性物质，通常以原形态通过尿液和胆汁排出；而脂溶性物质则容易在体内聚集，必须通过肝脏一系列酶的系统作用将其灭活或是转化为水溶性物质排出。脂溶性物质在人体内的聚集，如不能有效地灭活或转化排出，将会影响人体细胞的正常代谢，从而引发一系列的病症。

肝脏的排毒与微循环

肝脏是随着人体内血液的不断流动来进行解毒的，而不是有针对性地停滞解毒。肝脏相当于一个"毒素净化器"，血液流经肝脏时，其中含有的毒素经肝脏净化后继续流向血液循环系统，同时，身体内的其他器官在正常运转中还会继续产生代谢产物，所以血液在循环过程中一直都会存在一些毒素，永远都排解不完。我们只有保持体内肝脏及其他脏腑器官正常运转，减轻身体及肝脏的净化负担，才会使我们的体内保持相对的"洁净"，否则如果肝脏解毒功能受损，也会加快其他脏器细胞的老化，增加体内毒素在血液中的含量。

人体内的脏腑器官与人的体态容颜一样，随着年龄不断增长也在不断发生变化，尤其以肝脏器官的变化最为明显。有研究表明，随着年龄增长，人体内肝血流量会逐步减少，女性过了20岁、男性过了25岁后，肝脏循环血流量每年平均下降0.3%～1.5%（根据个体情况不同）。血流量的减少会使肝内血液循环功能下降，从而导致肝脏对营养的吸收、代谢和清除毒素的能力相应减退。人在60岁过后，肝细胞数量会逐年锐减，肝脏会趋向硬变，同时重量也会明显下降。

丑时，肝脏的排毒时间

我们习惯的认知认为，新的一天是从零点开始，但从传统中医学角度来讲，23点才是新一天的起始时间。因为23点胆经开，人在该时间点如不休息睡觉，则会大伤胆气。传统中医学讲，"肝胆表里，互为一家"，人体内的11个脏腑器官皆取决于胆，胆气虚则会影响体内其他脏腑器官，令其生物功能下降，从而导致人体新陈代谢功能及免疫力的下降，身体机能自然而然地也会大打折扣。

到了子时（23：00—凌晨1：00），人体内的胆要更换胆汁，此时如果不卧床休息，将会影响体内胆汁的更替。长此以往，人体内胆汁积累过浓将会形成结晶，久而久之，即形成我们常说的胆结石。

到了深夜丑时（1：00—3：00），为人体肝脏排除毒素的活动旺盛期，因为肝脏排毒需要在人熟睡中进行，所以应让身体进入深度睡眠状态，让肝脏得以完成代谢废物的过程。如在此时段熬夜，则体内肝脏无法有效分解掉血液中的有毒之物，会增加肝脏负担，久而久之，肝脏必受损伤。面呈青色是肝脏受损的外在表现，因此，平时一定要养成规律的作息，并且保证充足的睡眠。

肝脏的再生功能及脂肪肝引起的肝硬化

人体内的肝细胞可以进行有丝分裂，使肝脏具有自我修复再生的功能。当人体失去大约25%的肝脏时，其余的肝脏经过一定的时间周期可再生成为一个完整的全肝。因此，肝脏是人体内极少数具有自我修复失去组织的器官。

肝脏具有将脂肪与磷酸及胆碱结合，从而使三者转变成磷脂转运到体内其他部位的功能，因此，正常的肝脏脂肪含量很低。但当肝脏功能减弱时，其将脂肪转变为磷脂的能力也随之减弱，脂肪不能被转运出去就会在肝脏内积聚，最终将形成"脂肪肝"。随着脂肪肝的日益严重（脂肪积累到一定程度），有可能转化为肝硬化，并产生一系列的症状。

因此，为我们自身的肝脏健康，应有效降低肝脏病症的发病概率，平时应多加强体育锻炼、养成规律的作息及合理的膳食结构，并时刻注意个人的起居卫生，让我们的肝脏充满活力。

健 康 小 话

肝病更容易找上这些人

①**长期酗酒者**。长期过量饮酒，肝脏代谢功能将超出正常负荷，易导致酒精性脂肪肝，甚至是酒精性肝硬化、肝癌等。

②**生活习惯不良者**。如肥胖、长期熬夜、饮食不规律、缺乏运动的人群，肝脏负担较大，罹患肝病的风险更大。

③**儿童、老人、孕妇等抵抗力较低的人群**。儿童的免疫系统尚不健全；老人的肝功能减退；孕妇需要供给胎儿营养，肝脏负担较重。这些人群都是肝病的高发人群。

④**长期在外旅行者**。在外用餐时，若餐具消毒不彻底，加之身体劳累，免疫力下降，易引发急性肝炎。

第二节　肝脏疾病——"无形的杀手"

肝脏疾病不同于其他病症，患病者并无特别显著的症状表现。在初期，患者会出现发烧、伤风感冒、恶心、食欲不振、腹胀等病症，一般情况下大家不会对这些现象引起过多重视，大多数情况下我们会自行服用些常用的药物，殊不知这样会耽误治疗，往往会直接导致实际病症的恶化，甚至威胁到生命，待病情恶化到一定程度时再去就医诊治，就会错过最佳诊治时机。

肝病的基本症状：注意力不集中时，小心肝病缠身

虽然肝病并没有特别的症状表现，但是在日常生活中只要对自己的身体变化多加注意，在发现身体不适时及时到医院进行检查就医诊治，它就不会造成致命的危险。以下列举一些身体容易出现的症状，如果发现自身在一个阶段内持续有下列症状，就可能是肝脏功能受损，应及时到医院进行检查。

①感觉全身倦怠，并且这种感觉日趋严重。

②全身发黄，特别是巩膜发黄。

③皮肤逐渐呈黄疸色或感觉皮肤瘙痒。

④脸色晦暗没有光泽。

⑤深感食欲下降，并伴随有恶心感（妊娠期女性应具体分析）。

⑥身体持续性微热或伴恶寒。

⑦注意力不容易集中。

⑧酒量突然变少。

⑨尿液变为啤酒色。

🌰 常见的八类肝脏疾病

肝脏疾病在临床上的表现多种多样，主要有肝大、腹水、黄疸、胆汁淤积、门静脉高压、肝性脑病和肝衰竭。常见的肝脏疾病有肝炎、中毒性肝炎、肝硬化、酒精肝或肝癌等。检查肝脏器官是否出现问题，医院常规的检验是抽血，但对于某些肝脏受损的症状，单以抽血检验并不能确定病症，必要时还需进行腹部超声波检查。以下列举了一些常见的肝脏疾病，以供大家了解其形成的诱因。

①因体内新陈代谢障碍引起的肝脏疾病，常见为脂肪肝。

②因过度饮酒引发的肝脏疾病。乙醇的过度摄入，可引起肝细胞的损伤，进而引发肝脏病变，严重的可发展为脂肪肝、肝硬化。

③由细菌、病毒等感染引起的肝脏疾病。常见为病毒性肝炎、肝结核等。

④因一种或多种病长期或反复作用形成的一种弥漫性肝损伤，也是临床常见的一种慢性肝病——肝硬化。例如肝炎后出现肝硬化、酒精性肝硬

化、血吸虫性肝硬化、淤血性肝硬化等。

⑤由药物及其他原因引起的中毒性肝病。

⑥由自身免疫问题引起的肝病。例如由红斑狼疮引起的肝炎。

⑦遗传或先天性肝病。

⑧肝脏占位性疾病。它是指由不正常的肝脏组织或非肝脏组织在正常的肝脏组织内占据了一定位置，并在其中生长或扩大，从而引起肝脏的损伤。例如肝囊肿、肝血管瘤、肝内胆管结石等。

肝脏疾病虽无明显的症状特征，但肝病并不可怕，有道是"上医治未病"。重视日常生活中的预防远胜于病发后的治疗，改变不良的生活习惯和戒掉不良的嗜好（过度饮酒、吸烟等），定期做身体检查，加强身体锻炼，规律作息和饮食。如本章中的病案，患者在用中药调理肝脏的同时，注意饮食锻炼，并搭配运动疗法——推揉肝经，5个月后症状明显减轻。这个调养肝脏的运动疗法是接下来我要讲解的另一个重要内容。

第三节　微动作之锻炼肝脏

| 动作名称 | 推揉肝经 |

附赠养生操视频
扫码即看动作教学

动作详解

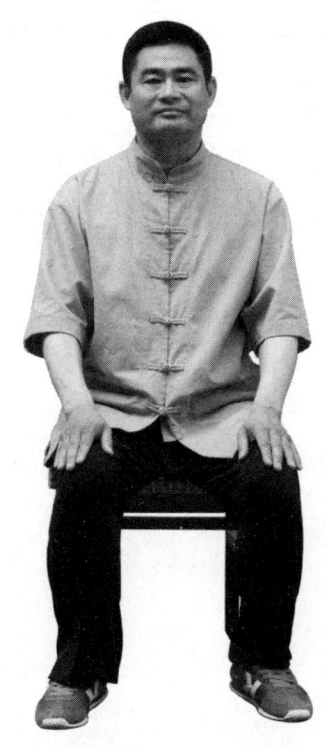

1. 端坐于椅子三分之一处，松肩垂肘，双腿微张，双手自然放于两膝之上。

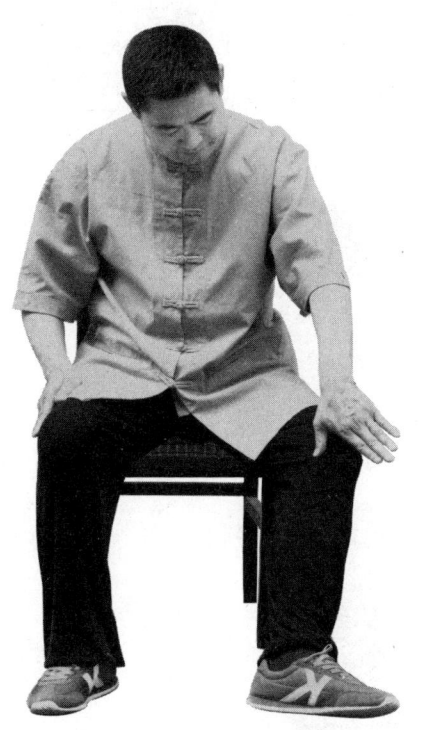

2. 俯身用左手拇指按于左膝内侧曲泉穴（膝盖内侧横纹端上方的凹陷处），同时，左手手掌顺势沿小腿内侧膝关穴下推至脚踝处。后左、右两侧交替推揉（或是左、右两侧同时推揉），每侧推揉各15～30次。

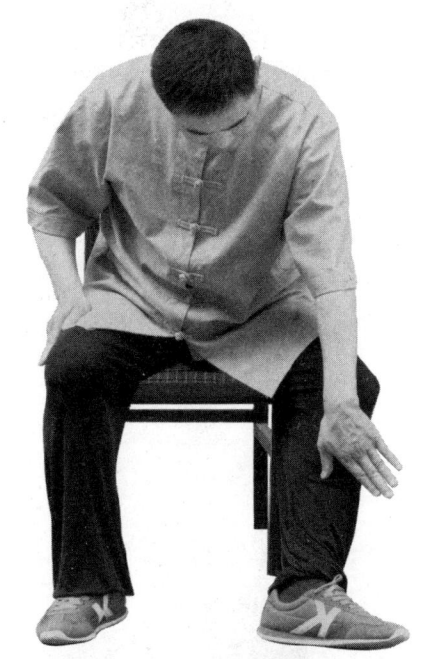

动作理论依据：《黄帝内经》

动作疗效：

推揉肝经的动作可除肝热、疏通瘀阻、通经活络，让肝经气血畅通，对预防头晕目眩、眼睛干涩、两肋隐痛、口燥咽干、腰骶疼痛等具有显著作用。

动作名称 **推举拓展式**

动作详解 ⋯⋯⋯⋯⋯⋯⋯⋯⋯⋯⋯⋯⋯⋯⋯⋯⋯⋯⋯⋯⋯⋯⋯⋯

1. 取站姿，左腿向前迈出一步（一个脚掌距离）。

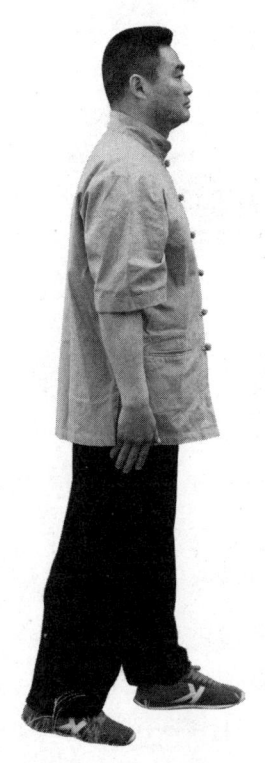

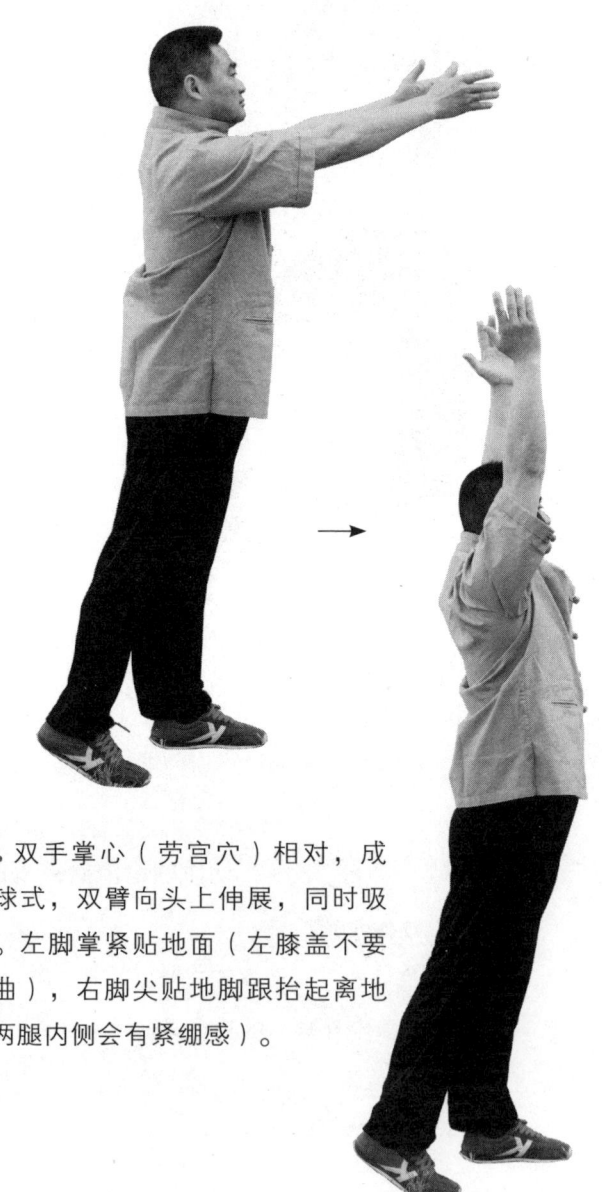

2. 双手掌心（劳宫穴）相对，成抱球式，双臂向头上伸展，同时吸气。左脚掌紧贴地面（左膝盖不要弯曲），右脚尖贴地脚跟抬起离地（两腿内侧会有紧绷感）。

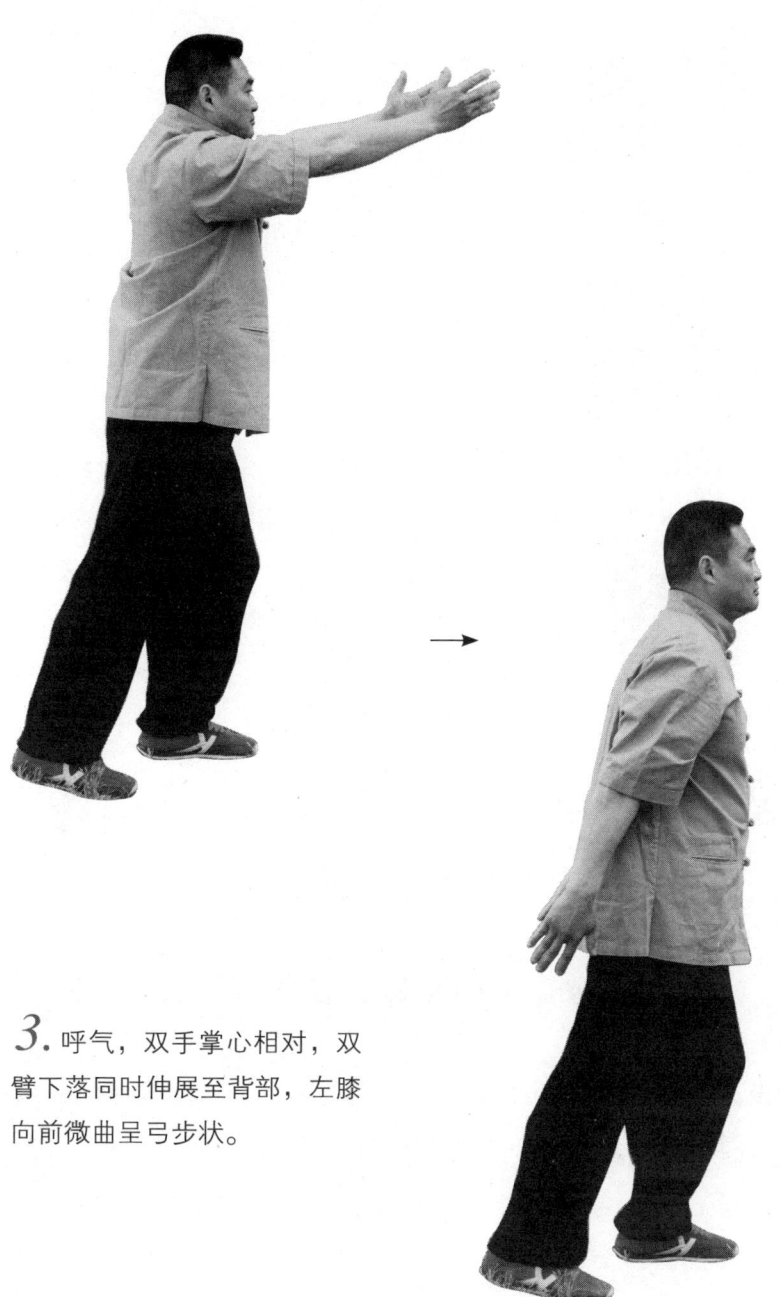

3. 呼气，双手掌心相对，双臂下落同时伸展至背部，左膝向前微曲呈弓步状。

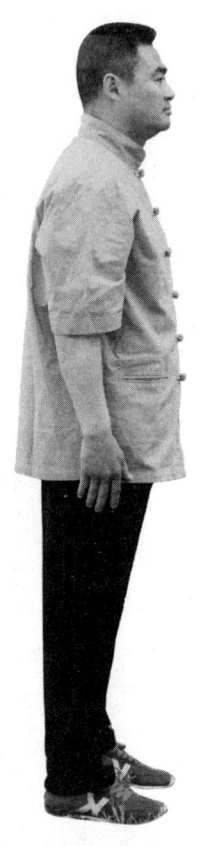

4. 吸气，收回弓步，左腿回到站姿，同时，双手由背部收回至大腿两侧。换侧继续练习，重复30次。

动作出处及依据：八段锦

动作疗效：

　　推举拓展式动作有利于疏理肝经，通过动作的开合可增强对肝胆的温和"按摩"，起到缓解全身倦乏、预防黄疸及辅助治疗月经失调等作用。

第四节　如何使肝脏更健康

注意三个方面，保护我们的肝脏功能

肝病患者保护肝脏，主要从三个方面进行：减轻肝脏负担、增加肝脏营养和保障肝脏供血。

1. 两大方法减轻肝脏负担

肝脏是人体内最重要的解毒器官，同时也是最大的消化器官。对于肝病患者来说如何减轻肝脏负担呢？首先，在饮食方面要以清淡、少油腻为主，忌食辛辣、高蛋白、高脂肪的食物；其次，要多食用蔬菜和水果等纤维素多的食物，保障胃肠道的畅通，这样有利于肝脏将分解后的有毒物质及残渣排出体外。

2. 三种物质增加肝脏营养

增加肝脏营养的物质主要有三种：葡萄糖、氨基酸及肌苷。

患有肝炎的病人一般采用葡萄糖静滴的方式治疗，补充肝脏所需营养。但对于血糖过高或是糖尿病病人，则不适用使用葡萄糖或白糖水为肝脏补充营养。因为糖的负荷量过多会增加胰岛细胞负担，患有肝脏炎症后，肝脏的消化重担就会转移至胰腺（胰腺也是人体内重要的消化器官），胰腺过多承载糖的消化负担易引发肝源性糖尿病。

对肝脏具有保护作用的氨基酸主要为支链氨基酸，而芳香族氨基酸则对肝脏具有严重的损害作用。

肌苷是一种核酸类物质，对损伤的细胞起到修复的作用，可用于治疗急、慢性肝炎，肝硬化及肝性脑病。

对于有肝病症状的病人一定要及时就医诊治，并遵照医嘱进行治疗，切不可"自我诊治"。

3. 合理作息保障肝脏供血

人体在进行日常活动时，肝脏血流量会减少，而在休息睡觉时，肝脏的供血量则较丰富。因此，为保障肝脏有充足的供血量，要合理安排作息时间，保证充足的睡眠，这样才能使我们的肝脏健康运转。

六个日常习惯，保证肝脏健康

如何保证肝脏健康并提高其生理功能，是日常生活中大家最关心的问题，那么让我们先从养成以下六种良好的习惯开始。

1. 饮食卫生可以有效帮助肝脏减轻解毒负担

平时要做到不喝生水、不生食海鲜及肉类。生水中含有病菌，需经高温再次灭杀，否则直接饮用会对人体健康造成伤害。蚝、蛤及贝类等海鲜易受到肝炎病毒感染，生食极易引发感染。生肉中含有寄生虫及细菌，未经加工成熟尽量不要食用，否则会给肝脏增加解毒负担甚至会对肝脏造成损伤。

2. 维持正常体重可以降低脂肪肝发病率

脂肪是体重增加的重要来源，人体内脂肪过度地增长会加大脂肪肝的发病概率，同时增加肝脏的负担。

人体内脂肪的减少会使肝脏的脂肪量减少，肝病患者升高的肝功能指数也会有明显的下降。脂肪的减除一定要通过合理的方式，例如运动、科学膳食，否则即便体内的脂肪量下降了，身体的脏腑器官也可能会受到损伤。

3. 均衡营养促进肝功能正常运转

肝脏是人体内最大的消化器官，负责将人体进食的食物分解、转化为身体所需的能量，因此，均衡的饮食是人体所需能量的重要保证，同时也是肝脏功能正常运转的保障。

合理的膳食能源组合为，55%～65%的碳水化合物——米饭、面食；11%～15%的蛋白质——肉类、豆类；20%～30%的脂肪。很多人为求快速减肥，三餐饮食不均衡，只摄入些水果或是低糖食物，这会对肝脏造成很大的负担，不利于肝脏的健康。

因此，要科学地、有计划地减肥，一定要注意饮食营养的均衡，这样在脂肪减除的同时，才能保证身体脏腑器官的健康。

4. 遵从医嘱服用药物降低药物对肝脏的损害

"是药三分毒"，摄入人体内的药物残留必须经过肝脏的分解、转化。如同时服用多种药物，药物间易产生交互作用，影响肝脏代谢药物的能力。特别是肝病患者，在就医诊治时一定要向医生明确告知当下正在服用的药物种类，以便医师开处方时参考。

5. 充足的睡眠保证肝血充足

每天23：00胆经开启，肝脏逐渐进入工作状态，特别是1：00—3：00时段，该时段是滋养肝血的最佳时间，如此时还未入睡则会影响肝脏功能的运转，导致肝血不足，长此以往，会损伤肝脏。

因此，如因工作或是其他原因导致熬夜或是阶段性的熬夜，一定要通过饮食摄取充足的营养，为肝脏提供养分。成年人每天要保证8个小时的充足睡眠，这是对身体健康最大的保障。

6.戒除烟酒

吸烟不仅损伤肺功能，同时也与罹患肝癌息息相关。戒除吸烟，是减少二手烟对他人的危害，也是对自己和他人负责。

饮酒易提高脂肪肝的发病率，长时间过度饮酒，易增加罹患酒精性肝病的概率，同时，也会损伤肝脏的解毒功能。

四类食物吃得巧，肝脏就会好

对于患有肝脏疾病的人，通过合理的健康饮食，不仅可以保证每日必需营养的摄入，同时对已损伤肝脏的康复具有积极的作用。下面介绍四类对肝脏有益的食物。

米、谷类碳水化合物及油类等食物

这类食物可提供人体生命活动所需的基本能量，有助于补充能量。

蔬菜、瓜果、菌菇类及藻类等食物

这类食物有丰富的维生素和矿物质，有助于营养均衡。

肉及豆制品等食物

这类食物可以促进人体肌肉组织的生长，被人体吸收后有助于人体血液的循环、更替。

奶制品、鸡蛋等富含蛋白质、脂肪的食物

这类食物营养丰富，易被人体吸收。

　　饮食的健康合理在于营养的均衡及其是否容易被人体吸收利用，对于患有肝脏疾病的病人，一定要保证饮食的合理与均衡，通过食补来恢复肝脏功能。

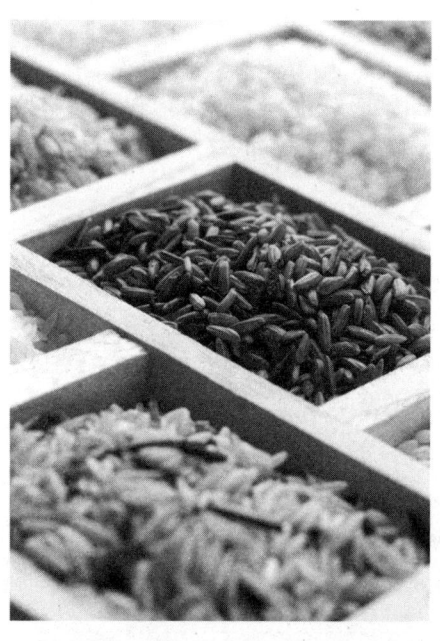
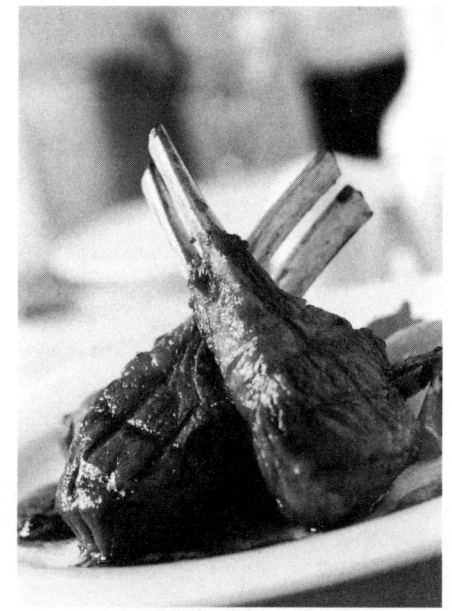

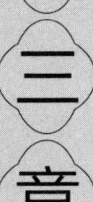

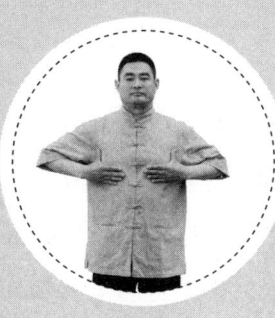

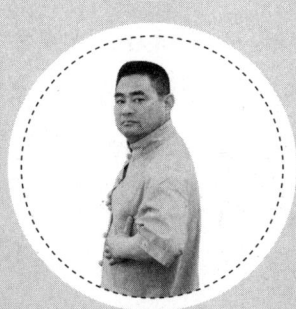

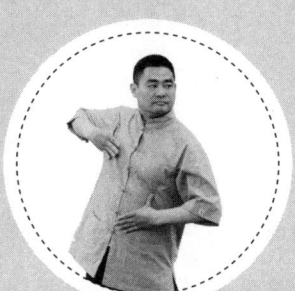

第三章

『脾』为气血生化之源

脾脏由红髓和白髓构成，是人体最大的周围淋巴器官，具有造血、滤血、清除衰老血细胞，制造免疫球蛋白、补体等免疫物质，参与免疫反应等功能。

第一节　脾是人体的血库

病　案

2022年8月，诊室里来了一位五十多岁的男性患者，当时溽暑未消，天气尚炎热，但是他的脸色却异常苍白，神色有些疲倦，整个人显得无精打采的，头发看起来有些油腻，显然已经有好几天没有好好打理过了。据他自述，4年前的一次空腹劳作后，他突然感觉头晕目眩，全身疲乏，心慌气短，休息了很久才缓过来。从那以后，他经常会感到下肢酸软无力，胃部胀满不适，食欲消退，还伴有恶心感。多年来，他曾数次前往当地医院检查，并尝试过多种中药和西药，但症状时好时坏，效果均不佳，近一个月症状更是突然加重，即使是最简单的日常活动，比如散步或者做家务，都会让他感到疲惫不堪，严重影响了他的生活和工作。

检　查

听完他的症状描述，我心中有了初步的判断，为了更准确地了解情况，我进一步询问了他的生活习惯、饮食习惯及家族病史，了解到他长期处于高强度的工作状态，经常一天只吃一餐，并且经常在饥饿状态下进行作业。他的生活作息和饮食非常不规律。

在望诊过程中，我发现他的舌质暗红，舌苔薄黄微腻，形体偏瘦，精神萎靡。脉诊时，发现他的左脉沉细，右脉弦滑。血常规检查发现血红蛋白偏低，平均红细胞血红蛋白量较低，缺乏维生素B12。

诊 断

患者长期饥饿劳作，导致脾胃功能受损。中医理论认为，脾胃为后天之本，承担着气血生化的重要任务，它们负责运化水谷，将其转化为营养物质，从而支持身体的各项生理功能。脾胃受损，意味着气血的生成受到影响，进而导致气血不足，使人头晕乏力，精神萎靡。

根据这些症状体征结合脉象，我诊断他的情况在中医上属于虚劳，在西医上属于贫血。

治疗贫血症，需要从根源入手，即调理受损的脾脏，恢复气血的生成。不过在这之前，先听我讲讲脾脏的基本知识。

溯源

夫人之虚，不属于气，即属于血，五脏六腑，莫能外焉。而独举脾、肾者，水为万物之元，土为万物之母，二脏安和，一身皆治，百疾不生。

——《医宗必读·虚痨》

此案患者因饥饿劳作使气血亏虚，无法濡养全身，从而出现虚劳诸症，这与古籍所述一致。

脾脏由红髓和白髓构成，是人体最大的周围淋巴器官，具有造血、滤血、清除衰老血细胞，制造免疫球蛋白、补体等免疫物质，参与免疫反应等功效能。因脾脏含血量丰富，在紧急时刻能够为人体内其他器官补充血液，因此被称为"人体血库"。

脾脏，呈扁椭圆形，暗红色、质软而脆，位于人体腹腔内的左上方，与第9～11肋相对，其长轴与第10肋一致。脾脏分为膈、脏两面，前、后两端，上、下两缘，图3为脾脏的结构简图。

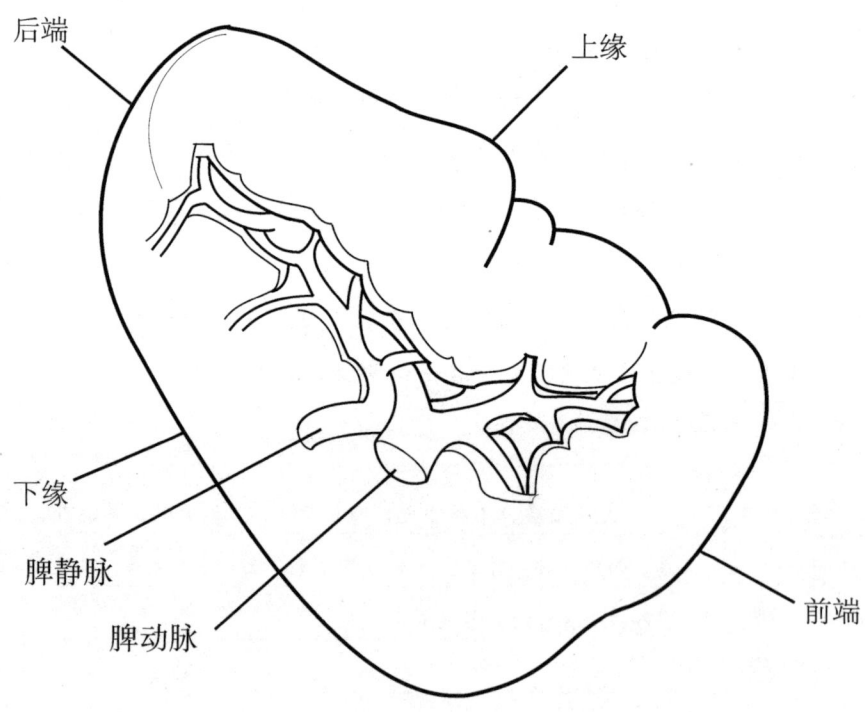

图3　脾的结构简图

脾脏功能：脾脏是血库又是过滤器，具有免疫功能

脾脏由腹腔动脉最大的分支——脾动脉供血，脾脏是免疫器官之一，其有以下三大功能：

1.人体的"血库"

脾脏主供血及藏血，当人体处于静止或是休息状态时，它主要贮存血液；当人体处于运动、失血等应激状态时，它会迅速将血液排送到体内血循环当中，用以增加血容量。

2.人体的"过滤器"

脾脏中的巨噬细胞、淋巴细胞能将衰老的红细胞、退化的白细胞及血小板吞噬消灭。因此，当血液中出现病菌、异物时，都会通过脾的"过滤"功能将其吞噬消灭。

3.参与人体免疫反应

脾脏可产生淋巴细胞及单核细胞，还可以制造免疫球蛋白、补体等免疫物质，参与人体免疫反应，发挥其免疫作用。

❧ 中医理论中的脾脏功能

在中医学理论中，脾脏的主要功能为主运化、主生血统血、主升清。

1. 什么是运化？

中医学理论中的"运"是指转运和运输，"化"是指消化和吸收。脾主运化就是说脾脏具有将摄入到人体内的饮食转化为营养物质，并将营养物质转输至体内各脏腑组织的功能。

食物被摄入人体后，在脾胃、肝胆、大小肠等脏腑器官的共同参与下，经过一系列复杂的生理过程将其消化、吸收及运输，在此过程中，脾起到的是主导作用。脾运化功能之强健，习惯称之为"脾气健运"。传统中医学认为，只有脾气健运，机体的吸收和消化功能健全，才能为体内化生血、气、津液等提供足够的养料及动力，使体内各脏腑组织得到充足的营养，从而维持正常的生理活动。反之，脾气虚弱就会出现腹胀、食欲缺乏，以至倦怠、消瘦和气血不足等病理变化。

脾的运化功能，可分为运化水谷和运化水湿两个方面。

（1）运化水谷

在中医学理论中，"水谷"泛指各种食物。脾主运化水谷，包括消化水谷、吸收转输精微并将精微转化为气血等重要生理作用。人体内用以维持五脏六腑正常生理活动所需的水谷精微（泛指人体消化吸收的营养物质），其运输都依赖于脾脏的运化作用，因此称脾脏为"后天之本，气血生化之源"。

（2）运化水湿

在中医学理论中，"水湿"又称水液，运化水湿指脾脏对人体水液（津液）的吸收和转输。运化水湿是脾脏调节人体内水液代谢的关键环节，由脾脏配合人体内肾脏、膀胱等脏腑器官，调节并维持人体内的水液代谢平衡。

脾脏居于人体中焦，是人体气机升降的枢纽。脾脏在运化水谷的同时运化水液，将人体所需要的水液，通过心肺运送到体内其他各组织器官中，再将各组织器官利用后的水液转输给肾，通过肾形成尿液送到膀胱，然后再通过膀胱排出体外，从而维持体内水液代谢的平衡。

脾脏的"运化水谷"和"运化水湿"是相互关联、相互影响的，一方功能失常可能会导致另一方也功能失常。

2. 什么是"生血统血"？

中医学理论中，"生血"是指脾脏所具有的生血功能，"统血"是指脾脏具有控制血液在经脉中运行而不溢于脉外的功能。

（1）脾主生血

脾脏所运化的水谷精微是人体生成血液的主要物质基础，有此物质基础加之气化作用，最终生成血液。如果脾气健运，化源充足，人体气血旺盛则体内血液充足；反之，生血物质缺乏会导致血液亏虚，易出现头晕眼花，面、唇、舌淡白等血虚症状。

（2）脾主统血

脾脏通过气摄（控制）血作用，控制周身血液正常运行而不致溢于血脉之外。脾脏为气血生化的根本，气有控制血液正常运行的作用，血随气行。脾气健运，则表明人体内的气血充盈，气旺则固摄血液力强；脾失健运，则阳气虚衰，控制血液正常运行的作用减弱。

3. 什么是"脾主升清"？

升指上升和输布，清指精微物质。脾主升清，是指脾脏将水谷精微等营养物质运化后向上输送于心、肺、头目，然后再通过心、肺的作用化生为气血，用以滋养全身，同时起到维持人体内脏腑位置相对恒定不致下垂的作用。只有脾脏的升清功能正常，水谷精微等营养物质才能被正常的吸收和运输至心肺，使人体内的气血充盈；反之，则可能出现精神疲倦乏力、眩晕、泄泻等症状。

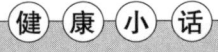

健·康·小·话

为什么换季时脾脏更容易患病？

秋冬和冬春之交是脾胃病的高发季节，尤其是脾胃虚寒的患者，更容易在这个时候发病。这是因为换季时气温不稳定，忽冷忽热或早晚温差大，空气湿度也可能发生变化。而脾脏对温度和湿度的变化又非常敏感，冷热交替过于频繁，容易导致脾胃不适。所以在换季时，需要特别关注天气变化，注意保暖，调整饮食，适当运动，增强免疫力。

第二节　常见的脾脏疾病

当脾脏功能失调或受到损伤时，脾脏功能容易下降，长久以往会影响到其他脏腑器官的协调运作，增加其他脏腑器官的负担。因此，脾脏类疾病不容小觑。当下常见的脾脏疾病为脾大和脾破裂。

脾大

诱发脾大的原因很多，多种疾病均可引起，为准确评判病因，可考虑从血液肿瘤和慢性感染等疾病入手。

当脾大时，其捕获、贮藏血细胞的能力增强，使血液循环中的红、白细胞及血小板数目减少。被捕获的大量异常细胞填塞于脾脏之中，严重影响脾脏的正常功能，如不及时进行有效治疗，则易形成恶性循环：脾脏越增大，它捕获的细胞就越多；脾脏捕获的细胞越多，脾脏就越大。巨大的脾脏在捕获、破坏异常血细胞的同时也会对正常的血细胞进行捕获、破坏。当脾脏从血液循环中捕获太多正常的血细胞时人体将会出现贫血（红细胞太少）、经常遭受感染（白细胞太少）及出血后血液凝固缓慢（血小板太少）的症状。

🌀 脾破裂

由于脾脏位于左上腹，质软而脆。如胃区遭受严重的外力打击，则可能会导致脾脏的破裂。脾脏破裂多发生于车祸、运动意外、打架引起的腹外伤。脾脏破裂时，会有大量血液涌入腹腔，如不及时救治，则会引起人体内大出血，对生命造成威胁。

当然，除了关注这些脾脏疾病外，我们也不能忽视日常生活中对脾脏的护理和调养。如本章病案中的患者，以中药调养一月有余，并在日常生活中坚持做我所授的推经健脾法，至今贫血未再复发，体力充沛，各种不适症状已除。所以生活中大家不妨多做我后面将要讲解的这套推经健脾法动作，通过日常的调理和锻炼，保护好自己的脾脏。

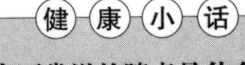

中医常说的脾虚是什么？

脾虚证是中医常见的一种证候，泛指因脾气虚损引起的一系列脾脏生理功能失常的病理现象及病征。主要表现为食欲不振、腹胀、腹泻、体重下降、肢体乏力等。多为饮食不节、劳累过度、久病体虚等因素导致脾气不足，运化失常。

调理脾虚，日常生活中需要注意以下几点：保持规律饮食，避免暴饮暴食；多吃健脾养胃的食物，如山药、红枣、小米等；避免过度劳累，合理安排作息时间；适当进行运动，增强身体免疫力；保持心情愉悦，缓解压力。如果脾虚症状持续严重，应及时就医并遵医嘱治疗。

第三节　微锻炼之增强血库动力

| 动作名称 | **单举调理法** |

动作详解 ┄┄┄┄┄┄┄┄┄┄┄┄┄┄┄┄┄┄┄┄┄┄┄┄┄┄┄┄┄┄┄┄┄

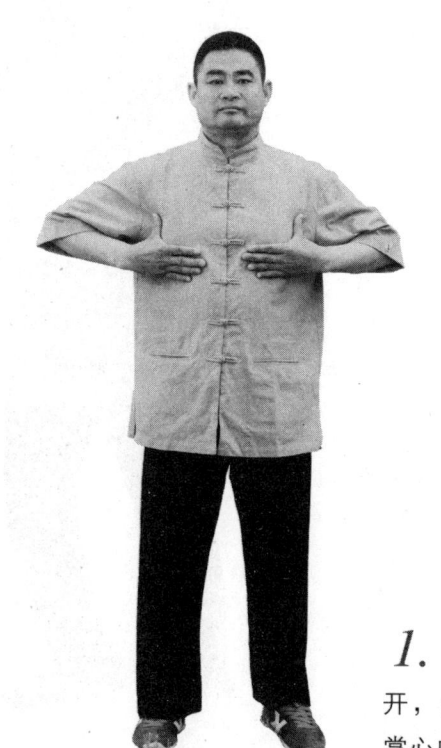

1. 自然站立，双手拇指分开，分别放置于两侧腋前线，掌心向内。

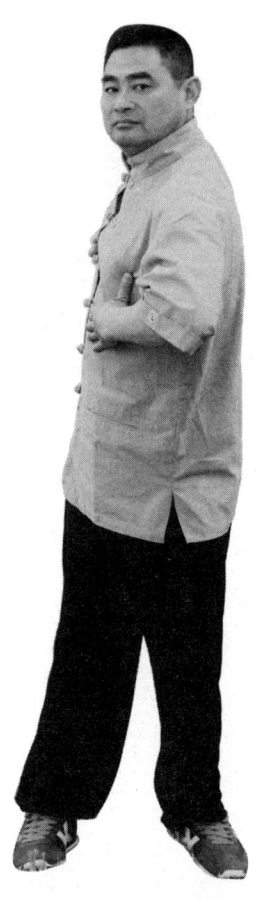

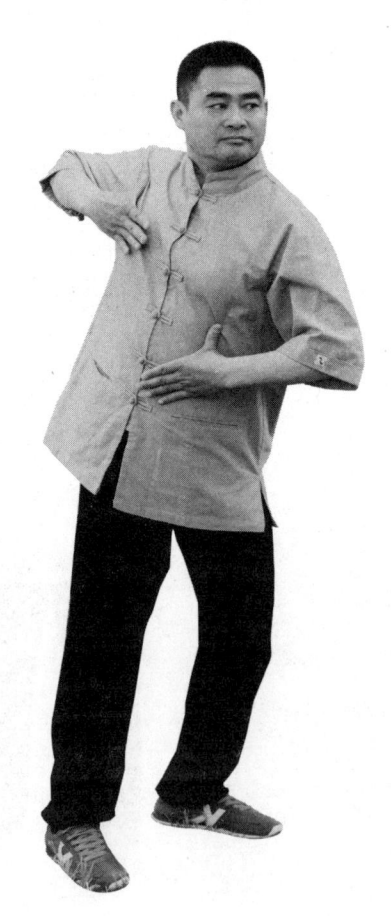

3. 左肩向下微倾，右肩向上微抬，以腰带动肩肘腕向左前方扭动，左手掌顺势下推至腰际处。

2. 身体转向右侧，双手大拇指顶于腋下，双臂与肩持平。

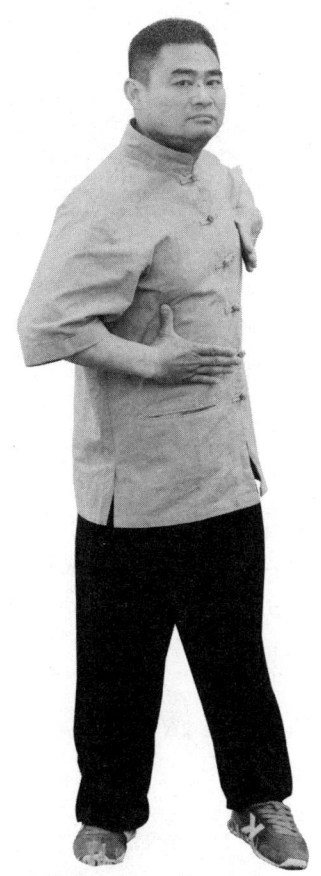

5. 动作完成后双手自然下落，放回至双腿两侧。

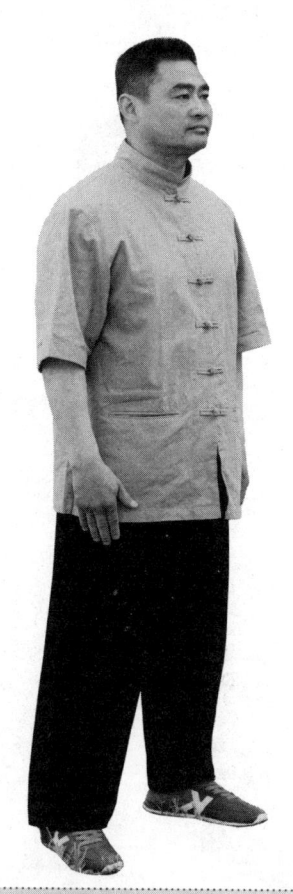

4. 右肩向下微倾，左肩向上微抬，以腰带动肩肘腕向右前方扭动，左右手掌顺势下推至腰际处，同时，左手掌由腰际上推回起始腋下。（反复推搓15～30次）

动作出处及依据：八段锦

动作疗效：

单举调理法动作对调理脾胃、恢复与增强脾脏运化与生血统血的生理机能具有一定作用，并对治疗食欲缺乏、胃痛、腹胀、腹泻、呕吐、便秘等病症具有辅助作用。

动作名称　**推经健脾法**

动作详解

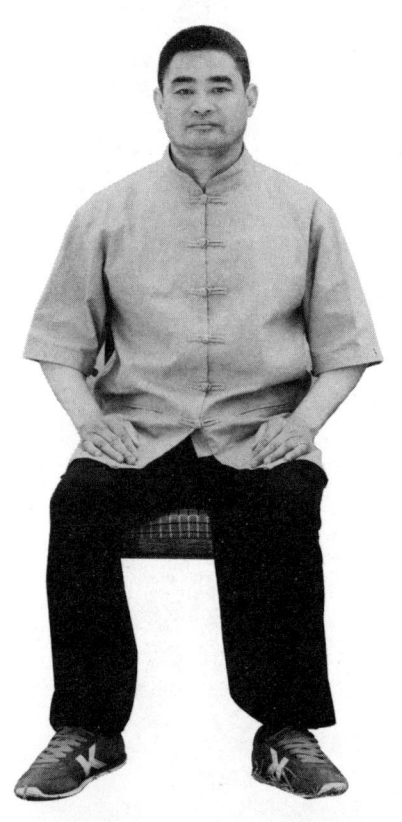

1. 端坐于椅子的三分之一处，松肩垂肘松腕，双腿微张。

2. 手掌微张，拇指指腹压于双腿脾经血海穴处（在大腿内侧，髌底内侧端上2寸，股四头肌内侧的隆起处）。

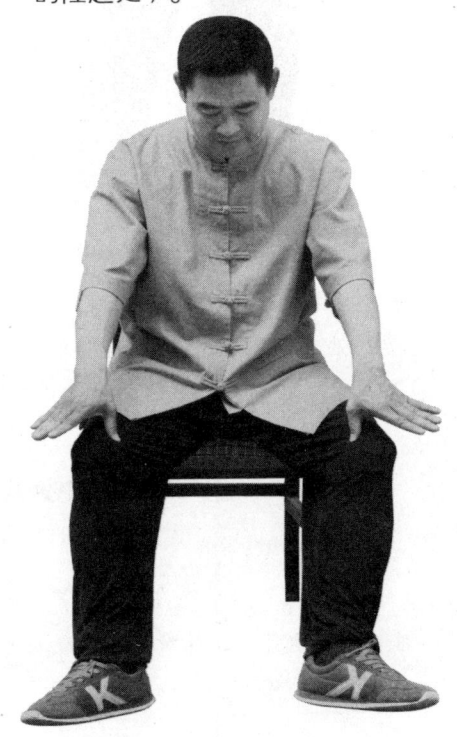

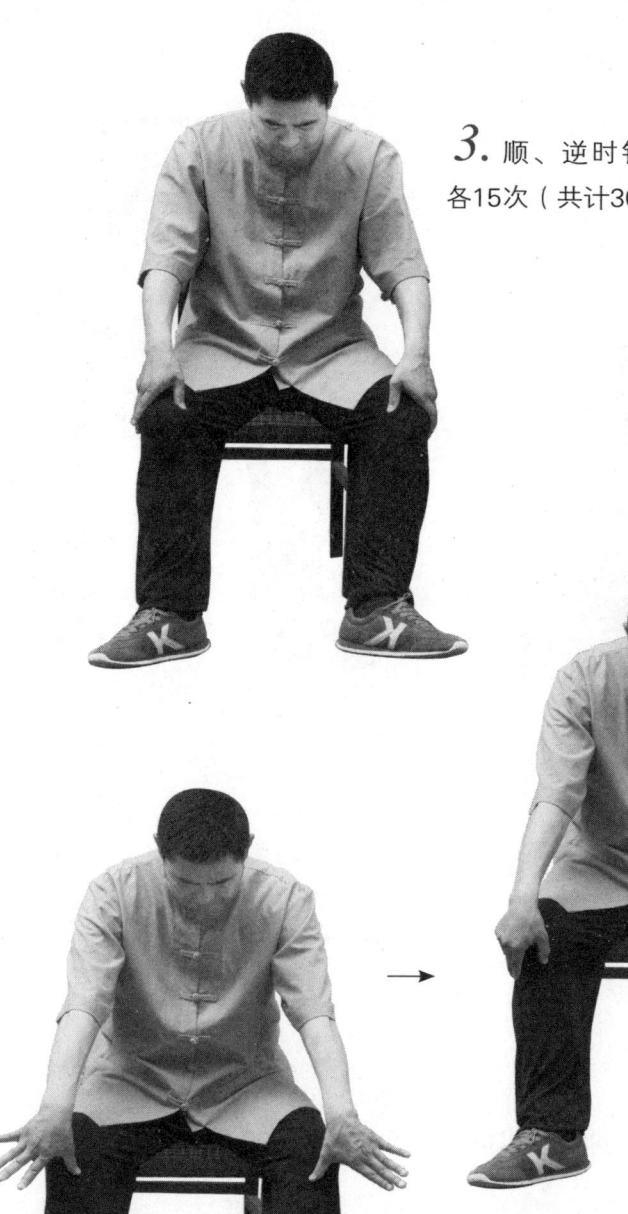

3. 顺、逆时针旋转按揉各15次（共计30次）。

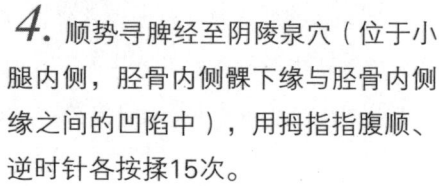

4. 顺势寻脾经至阴陵泉穴（位于小腿内侧，胫骨内侧髁下缘与胫骨内侧缘之间的凹陷中），用拇指指腹顺、逆时针各按揉15次。

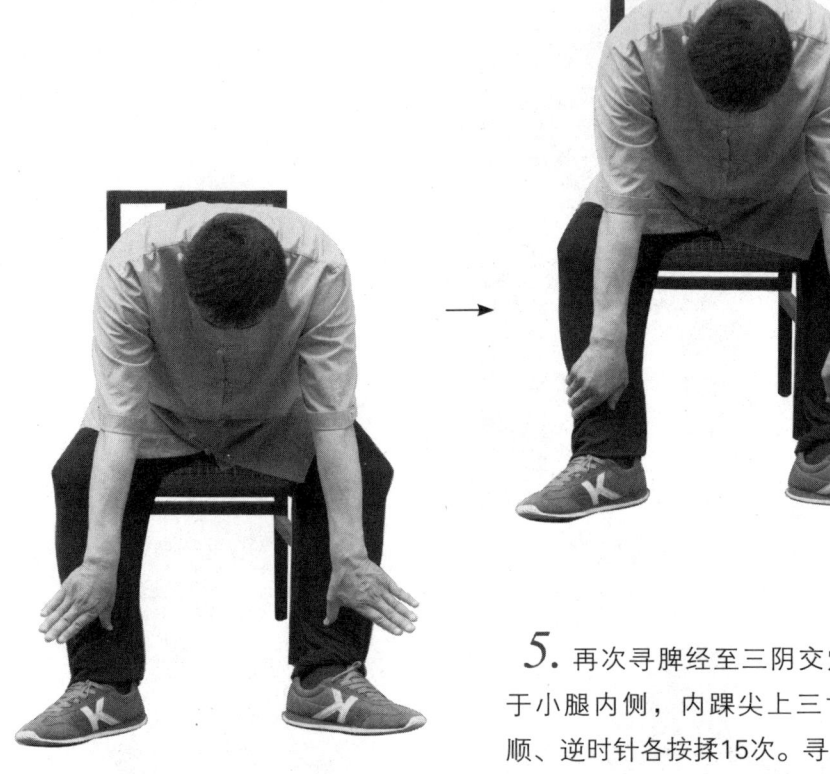

5. 再次寻脾经至三阴交穴（位于小腿内侧，内踝尖上三寸），顺、逆时针各按揉15次。寻脾经如此反复按揉三处穴位，反复三次。

动作理论依据：《黄帝内经》

动作疗效：

推经健脾法动作对健脾养胃、祛湿化痰、益气养血及预防各种原因引起的脾胃功能失调具有一定作用。对调节胃酸过多，改善便秘、腹泻及预防四肢关节风湿麻痛具有积极的效果。

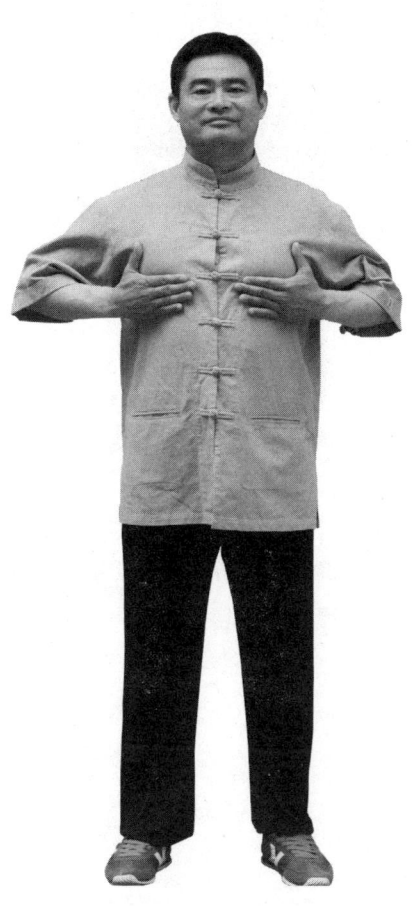

动作名称 **吐纳推揉**

动作详解 ·······························

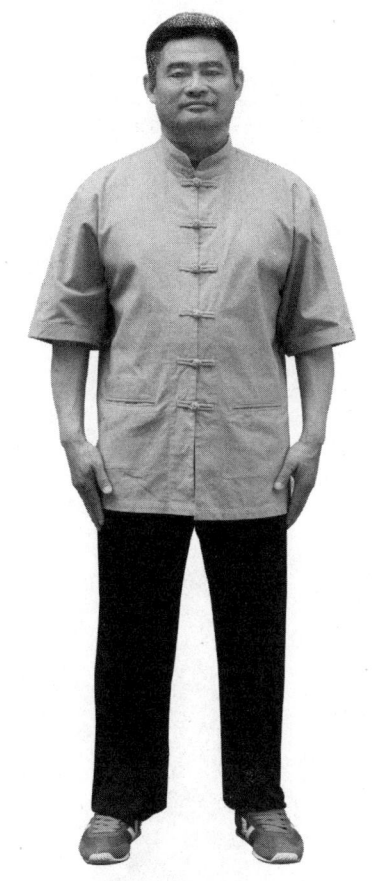

2. 双掌拇指分开，相对放在前胸下方。

1. 两脚平行开立，与肩同宽，双手放于大腿两侧。

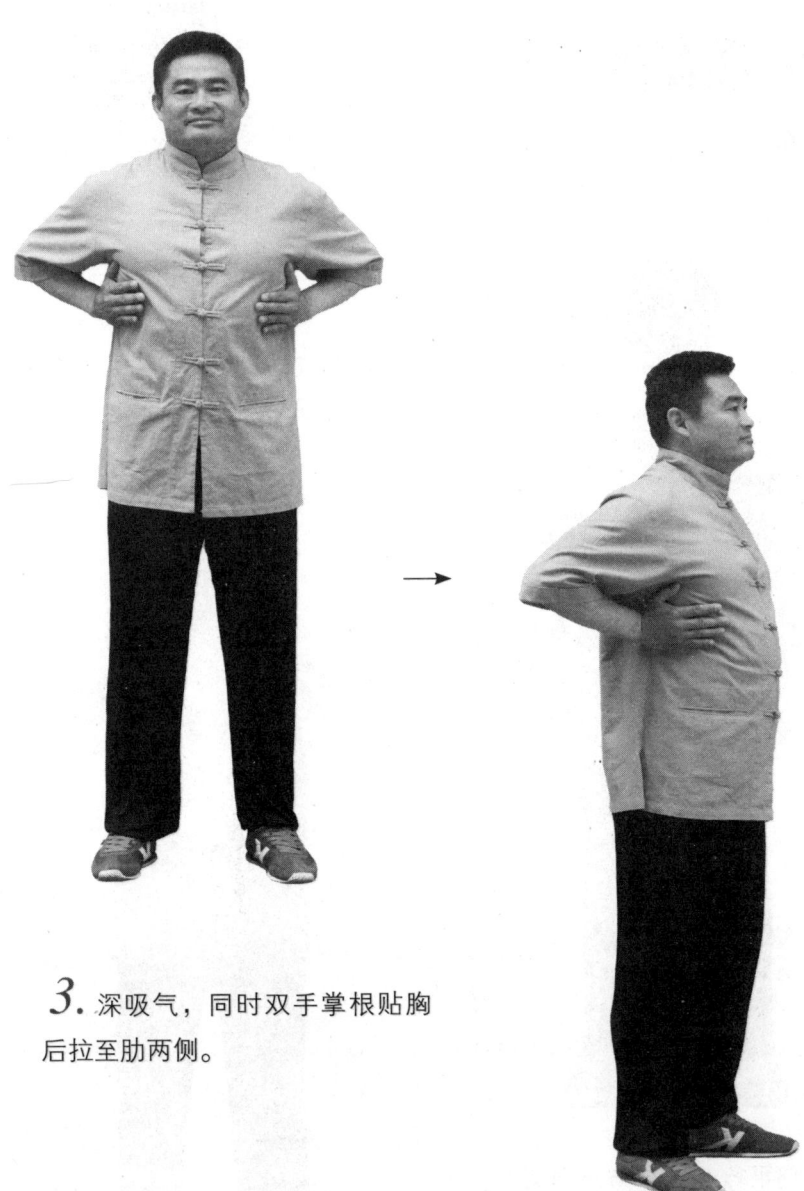

3. 深吸气，同时双手掌根贴胸
后拉至肋两侧。

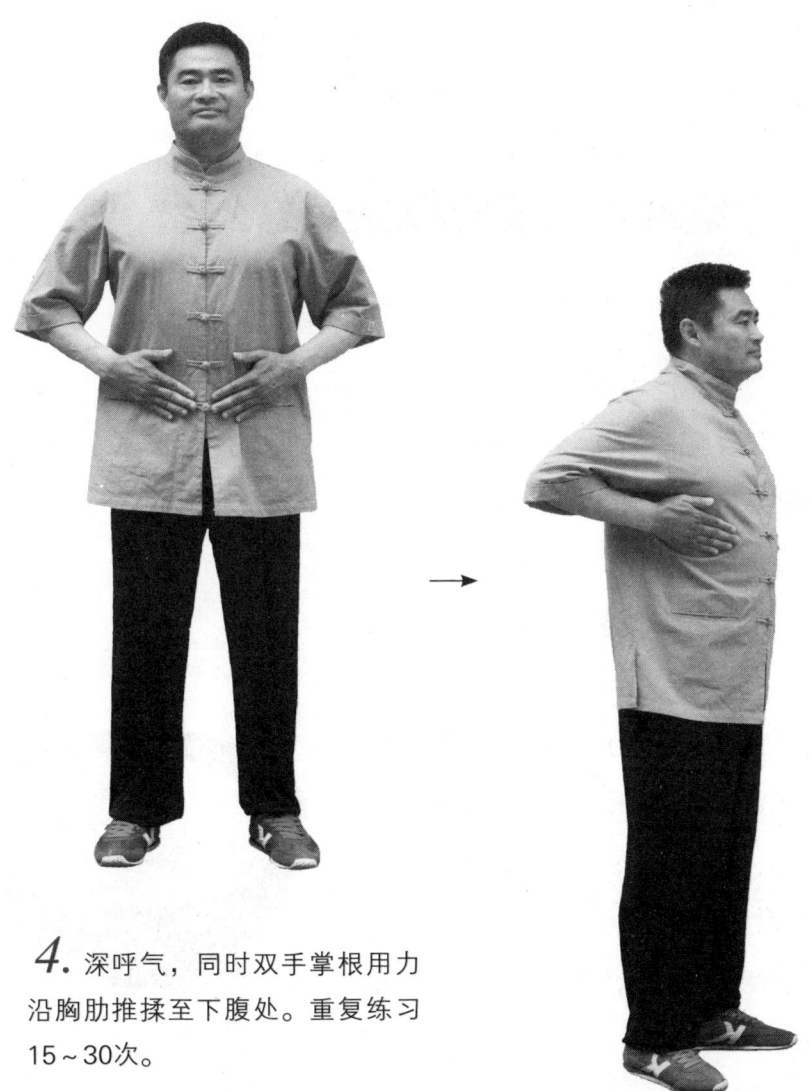

4. 深呼气，同时双手掌根用力沿胸肋推揉至下腹处。重复练习15～30次。

动作理论依据：《黄帝内经》

动作疗效：

吐纳推揉动作能够增强脾脏运化功能，促进气血滋润体内脏腑，对缓解全身疲倦乏力、失眠多梦、健忘、眩晕具有一定的预防和调节作用。

第四节 调理脾脏应该怎么吃?

脾统领着血液运行,是人体获得一切营养的基础。下面介绍一些利于滋养脾脏的日常食物,以供参考。

糯米补中益气

糯米是糯稻脱壳的米,在我国北方多称为江米,在南方则称为糯米。它富含蛋白质、脂肪、糖类、钙、磷、铁、维生素B1、维生素B2、烟酸等。

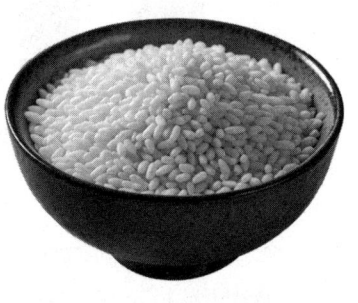

糯米性温、味甘,具有补中益气、健脾养胃等功效。

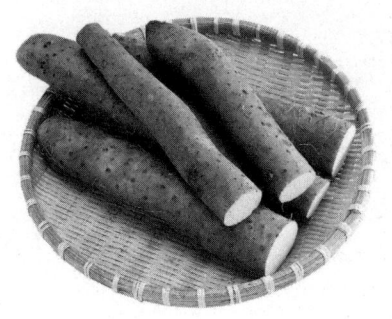

山药助消化

山药富含蛋白质、脂肪、薯蓣皂苷、维生素B、维生素C、维生素E及淀粉等,味甘,具有健脾养胃,助消化之功效。山药适合脾虚证患者食用,但气滞胀满者及湿重者不宜食用。

土豆调节食欲不振

土豆又称马铃薯，富含淀粉、蛋白质、脂肪、粗纤维等。其性平味甘，具有益气调中、强健脾胃及调节消化不良等功效。对于脾胃虚弱、肠胃不和、食欲不振的人可以通过食用土豆进行调理。但需要注意的是，表面发芽的土豆一定不能食用，发芽的土豆含有一定的毒素，食用易导致中毒。

鲫鱼祛脾湿

鲫鱼富含蛋白质、脂肪及大量的钙、磷、铁等矿物质，其性平味甘，具有健脾开胃、益气利水、除湿、通乳的功效。

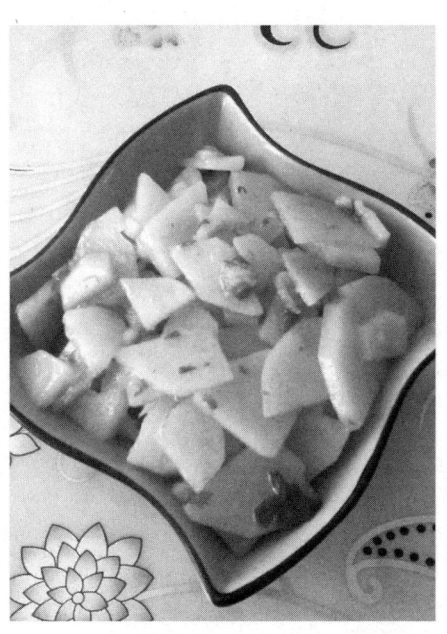
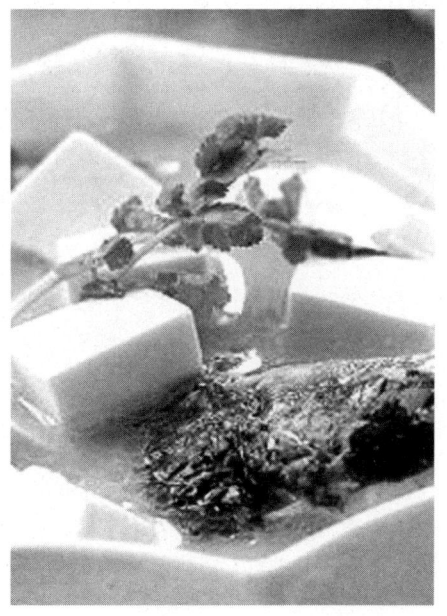

牛肉提高机体的抗病能力

牛肉富含蛋白质、氨基酸，长期食用能提高机体抗病能力。中医认为，牛肉具有强健筋骨、滋养脾胃、补中益气等功效。

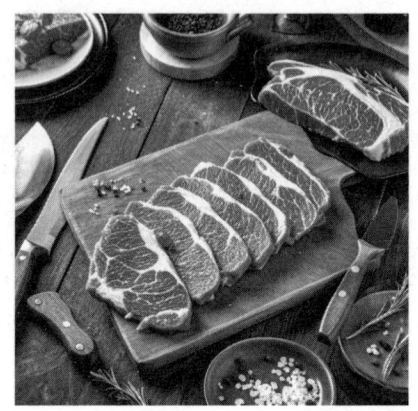

板栗健脾胃

板栗含有丰富的不饱和脂肪酸、蛋白质、糖、维生素B1、维生素B2、维生素C及钙、磷、铁、钾等矿物质，具有健胃养胃、益气补肾、强筋壮腰、止血及消肿、强心之功效。

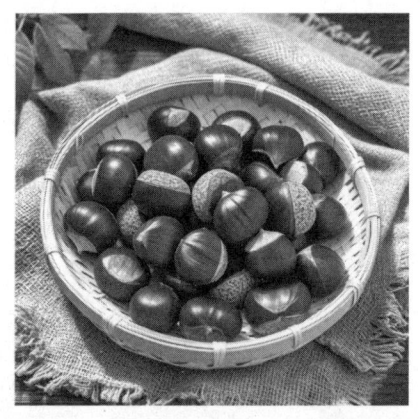

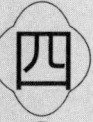
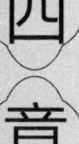

第四章 『肺』为华盖

肺是人体的呼吸器官，位于人体胸腔内，左右各一。其中，左肺有两叶，右肺有三叶，共计五叶覆盖于心脏之上。

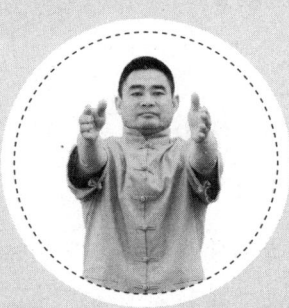

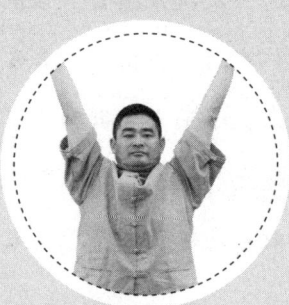

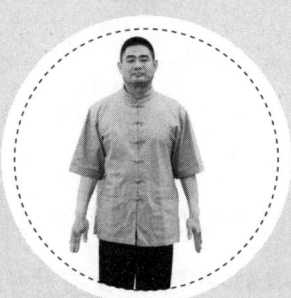

第一节　肺是人体的"净化器"

病　案

　　2021年1月，一个寒冷的冬日，诊室迎来了一位10岁出头，穿着厚重冬衣的小患者，他刚坐在诊椅上，就开始不停地干咳，脸色从初见的青黄，因连续的咳嗽而逐渐涨红。经小患者的父母叙述，患儿咳嗽、气喘等症状断断续续已一年有余。半年前的一次风寒感冒，让他的咳嗽症状进一步加剧，甚至在咳嗽的间隙还伴有打嗝现象，尤其在活动后，这些症状更是明显加重。自从患病以来，小患者食欲明显下降，胃部经常感到不适，有反酸烧心的感觉。晚上入睡较困难，即使睡着了，也容易被咳醒。经中西医诊治后治疗效果均不明显，于是来我这里诊治。

检　查

　　听完关于小患者的症状描述，我又深入询问了他的生活习惯、饮食习惯以及家族病史，了解到小患者原来有熬夜的习惯，甚至有时候会通宵达旦玩手机、玩游戏，咳嗽症状正是一年前小患者一次通宵游戏后出现。

我仔细观察了他的舌象，发现他舌尖发红，舌质部分发暗，舌苔薄黄。此外，他的双手掌心呈青黄色，大鱼际处有明显褶皱。脉象细弦，搏动幅度弱。

诊 断

本案患者年岁尚幼，体内肺脏本未成熟，又因熬夜玩游戏导致作息不规律，致使肺脏亏虚。后又受到风寒的侵袭，风寒之邪进一步加重咳嗽等症。

根据这些症状体征结合脉象，我诊断他的情况在中医上属于咳嗽、呃逆，在西医上属于慢性支气管炎、顽固性呃逆。其病位在肺和胃，有肺胃失和之症。

中医理论认为"肺为娇脏"，其体本清虚，其质娇嫩，容易受到各种内外因素的侵害，进而引发其他脏腑的病变，所以对于肺部的保护不可不重视。下面随我来更深入地了解我们的肺部。

溯源	咳嗽之要，止惟二证，何为二证？一曰外感，一曰内伤而尽之矣。
	——《景岳全书》
	本案患儿正是如此，因风邪外感而致使肺部损耗，久病不愈，药食损伤脾胃，致使肺胃同病。

肺是人体的呼吸器官，位于人体胸腔内，左右各一，其中，左肺有两叶，右肺有三叶，共计五叶覆盖于心脏之上。人体肺系统（指气管、支气管等）与喉、鼻相连，所以又有鼻为肺之外窍，喉为肺之门户之说。图4为肺的结构简图（前面观）。

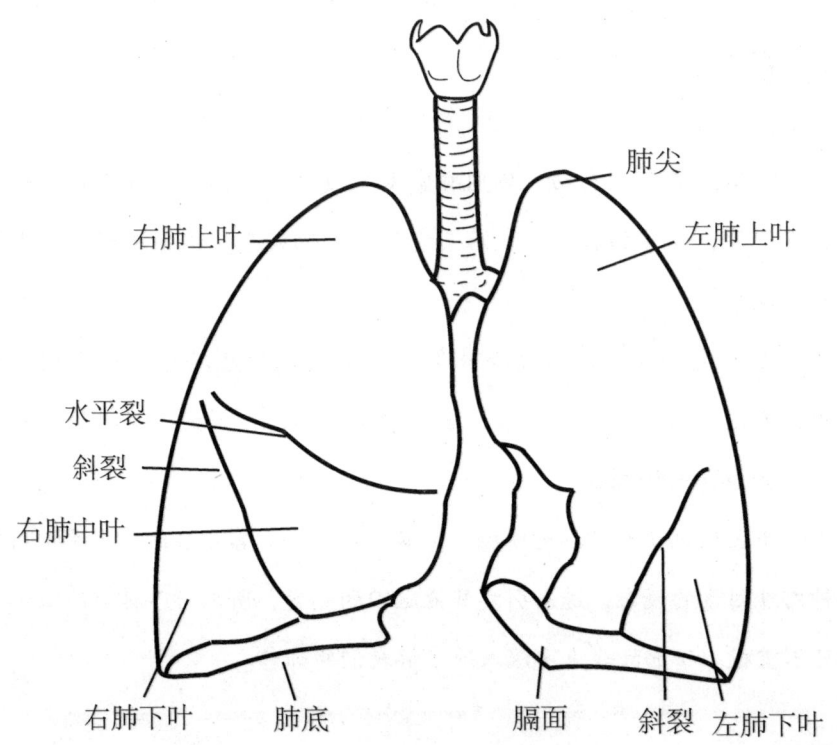

图4 肺的结构简图（前面观）

肺是脏腑的保护伞

1. 肺就像一把伞，保护脏腑

"华盖"原指古代帝王车驾上的伞盖。肺位于胸腔，在体内脏腑中位置最高并覆盖于其他脏腑之上，有保护脏腑、抵御外邪的作用，故肺有"华盖"之称。

2. 肺为娇脏，"眼里揉不进一粒沙子"

肺为娇脏，是对肺病理特征的概括。在中医病理上，外部的风、寒、暑、湿、燥、火（六淫之邪）从皮毛或口鼻进入体内，常易使之发病，从而引发其他脏腑的病变。肺体本清虚，其质娇嫩，不能容纳丝毫异物，否则会引起咳嗽等病症。

3. 肺主宣发与肃降

肺主宣发（呼出），是指肺气能向上向外布散气与津液，具有向上升宣和向外周布散的作用；肺主肃降（吸入），是指肺气能向内向下布散气和津液，具有向内向下清肃通降的作用。

肺气的宣发和肃降是相互制约、相互为用的。肺的宣发与肃降协调，则呼吸频率均匀通畅，体内水液得以正常的输布代谢；肺的宣发与肃降失调，则呼吸频率失常，从而引发体内水液代谢障碍。外邪侵袭，多影响肺气的宣发，导致以肺气不宣为主的病变；内伤及肺，多影响肺气的肃降，导致以肺失肃降为主的病症。

肺主人的一身之气

1. 人的一身之气，全由肺主管

《素问·五藏生成》说："诸气者，皆属于肺。"传统中医学认为肺主气，包括主"呼吸之气"和主"一身之气"。

（1）主呼吸之气

肺是人体内气体交换的场所，其主要功能是呼吸，通过宣发与肃降作用，将体内的浊气呼出，将体外的清气吸入。肺气的呼出与吸入如果失调，则会出现呼吸异常的情况。导致其失调的原因不同，其在临床的表现形式亦有不同，常见的临床症状有胸闷气急或哮喘，其诱发原因为外感引动，阻塞气道从而导致肺气呼出障碍；或临床表现为喘咳气逆，其诱发原因为肝火上炎，耗伤肺阴导致肺的吸入障碍。

（2）主一身之气

肺有主一身之气的作用。传统中医学认为，人的一身之气主要由先天之气和后天之气构成，而肺主一身之气，主要体现于主体内"宗气"的生成。"宗气"是指聚积于人体胸内之气，主要由经脾胃消化吸收的水谷精微，上输于肺时与肺所吸入的体外清气相结合的物质所构成。宗气生成于肺，积存于胸中"气海"，并贯穿于心肺之脉，其主要作用是推动肺的呼吸，协助心气推动心脉的搏动，调节心律，从而影响人体血液的运行及心搏的强弱、节律，还影响着人体的肢体寒温和活动能力。

肺主一身之气的作用，取决于肺的呼吸功能。如果肺的呼吸功能失常，必定会影响一身之气的生成和运行。当肺丧失了呼吸功能，无法呼出与吸入，则人体内新陈代谢将停止，届时人的生命活动也将终结。

2. 肺推动和调节全身水液的输布和排泄

肺气的宣发与肃降作用推动和调节着全身水液的输布和排泄。

通过肺气的宣发作用，可将脾气转输至肺的水液和水谷之精中的较轻清部分并向上向外布散，向上输送至头面诸窍，向外输送至身体肌肤，并在卫气的推动作用下转化为汗液，通过卫气的调节有节制的排出体外。

通过肺气的肃降作用，可将脾气转输至肺的水液和水谷精微中的较稠厚部分，向内向下输送到其他脏腑，并将脏腑代谢所产生的浊液下输至膀胱，生成尿液排出体外。

但当肺气失宣，可致水液向上向外布散失常，出现无汗、全身水肿等症状；肺气失降，可致水液不能下输其他脏腑，浊液不能下行至肾或膀胱，出现水肿或小便不利等症状。肺气行水功能失常，如不及时调治，待病症进一步发展，则可致全身水肿并影响其他脏腑的功能。

3. 肺气通过人体的各条经脉、穴位发生功能作用

《素问·经脉别论》有"肺朝百脉，输精于皮毛"的记载。传统医学认为"肺朝百脉"的本义有两个方面。其一，肺通过人体的各条经脉、穴位发生功能作用，其功能的好坏，通过各条经脉、穴位而表现；其二，人体的各条经脉、穴位，其功能作用的好坏，是通过肺来体现的。

肺主治节，是指肺气具有治理和调节肺之呼吸及全身之气、血、津液

及脏腑生理功能的作用。其生理作用主要体现在以下四个方面：

（1）肺主呼吸

肺气通过宣发与肃降的协调作用，使体内外气体得以正常交换并维持节律均匀的呼吸。

（2）调节全身气机

肺主呼吸，调节一身之气的升降出入运动，保持全身气机调畅。

（3）助心行血

肺朝百脉，宣降肺气，辅佐心脏，推动和调节全身血液的运行。

（4）调节津液代谢

通过肺气的宣发与肃降，治理和调节全身水液的输布与排泄。

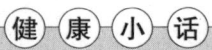

健 康 小 话

这些人更容易被肺病找上门

肺部是人体较为娇弱的部位，有些人群由于职业、生活习惯等原因，更容易患上肺病。

①**长期接触有害物质的人群**：如矿工、装修工人、清洁人员等，长期接触粉尘、化学物质等有害物质，容易对肺部造成损害。

②**吸烟人群**：吸烟会对肺部造成多方面的损害，包括慢性阻塞性肺病、肺癌等。

③**年龄较大的人群**：随着年龄的增长，人体免疫力下降，肺部功能衰退，更容易患上肺病。

④**身体虚弱的人群**：身体虚弱的人容易受病毒和细菌感染，导致肺炎等疾病的发生。

第二节　常见的肺病

肺部常见的疾病有气胸、肺气肿、哮喘、肺炎、肺结核、呼吸衰竭、肺脓肿、肺癌等。

气胸

气胸是指气体进入胸腔膜，体内积气所致。其诱因为咳嗽、激烈运动、上臂高举或提重物、钝器挫伤等，由外力或因肺部疾病导致靠近肺表面的细微气泡破裂或肺组织和脏层胸膜破裂，从而使肺部和支气管内的空气逸入胸黏膜造成积气状态。严重者可危及生命。

哮喘（支气管哮喘）

哮喘是由多种细胞及细胞组分参与的气道慢性非特异性炎症性疾病。哮喘是一种具有基因遗传倾向及复杂性状的疾病，其表现为发作性咳嗽、胸闷及呼吸困难，轻者仅有胸部紧迫感，可持续数分钟，重者会出现呼吸极度困难，可持续数周。

哮喘的促发因素有大气污染、吸烟、呼吸道病毒感染等，其最主要的激发因素可能是吸入变应原，包括职业性变应原、室内变应原、药物及食物添加剂。

肺气肿

肺气肿是一种病理状态，是因终末细支气管远端的气道过度膨胀导致弹性减弱，进而出现充气和肺容量增大，同时，还可能伴有气道壁被破坏的情况。

肺气肿早期并无症状，有时在劳动、运动时会感到气短。随着肺气肿病情的进展，呼气困难的程度增加，患者会感到乏力、上腹胀满、食欲减退，同时出现咳嗽、咳痰等症状。典型的肺气肿患者胸廓前后径增大，呈桶状胸，呼吸运动减弱。罹患肺气肿的患者易出现自发性气胸、呼吸衰竭、慢性肺源性心脏病、胃溃疡等并发症。

肺结核

肺结核是指由结核分枝杆菌感染肺部所引起的慢性传染病。人体在感染结核分枝杆菌后不一定马上发病，会有一定的潜伏期，当人体抵抗力降低或细胞介导的变态反应增高时才会引发病状。肺结核患者多有较密切的结核病接触史，会出现咳嗽、咳痰、胸痛、咳血或呼吸困难等症状，其发病可缓可急，会出现乏力、盗汗、消瘦、低热等症状，女性会出现月经失调。

健·康·小·话

常笑笑，也能养肺?

在中医理论中有"常笑宣肺"的说法，这是因为，人在笑的时候会不自觉地进行深呼吸，有助于吸入更多氧气，达到清肺的效果。此外，常笑还可以消除疲劳，缓解负面情绪，宽胸理气，以及提高身体的免疫应答。所以，为了肺部的健康，不妨多笑笑。

呼吸衰竭

呼吸衰竭是由多种原因引起的严重肺部气体交换功能障碍，致使体内缺氧或二氧化碳潴留，并引发一系列生理功能及代谢紊乱的临床综合征。

其发病可由呼吸道病变、肺组织病变、胸廓病变、神经中枢及其传导系统呼吸肌疾病等引发。

肺部娇嫩常出现多种病痛，平时可多以动作疗法调养肺脏，提高心肺功能。本案患者在中药调理下，配合我所授的平吸舒展法，两个月后症状已明显减轻，半年后咳嗽、呃逆已消除，至今未见反复。

第三节　微运动之锻炼肺脏

附赠养生操视频
扫码即看动作教学

| 动作名称 | **胸展拉伸** |

动作详解 ···

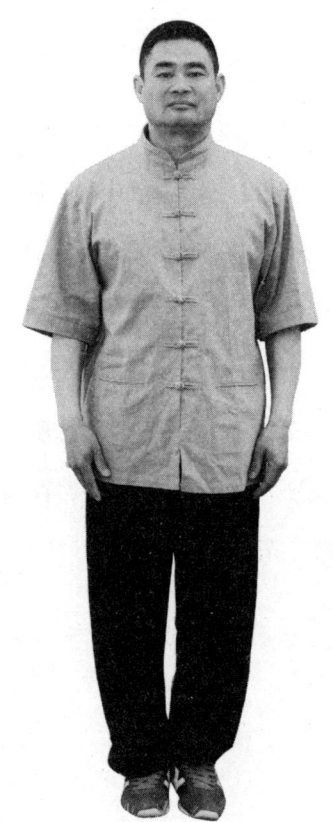

1. 双脚并拢，身体直立，双臂
自然下垂放于大腿两侧。

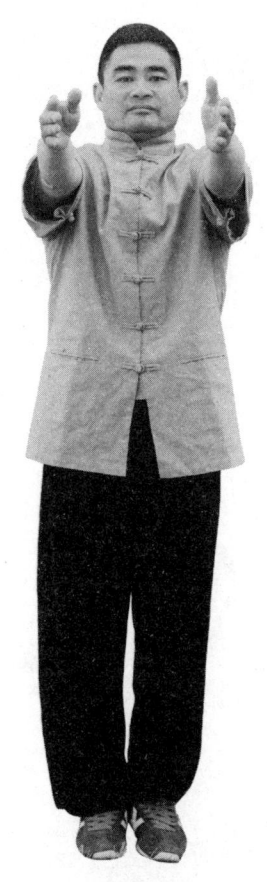

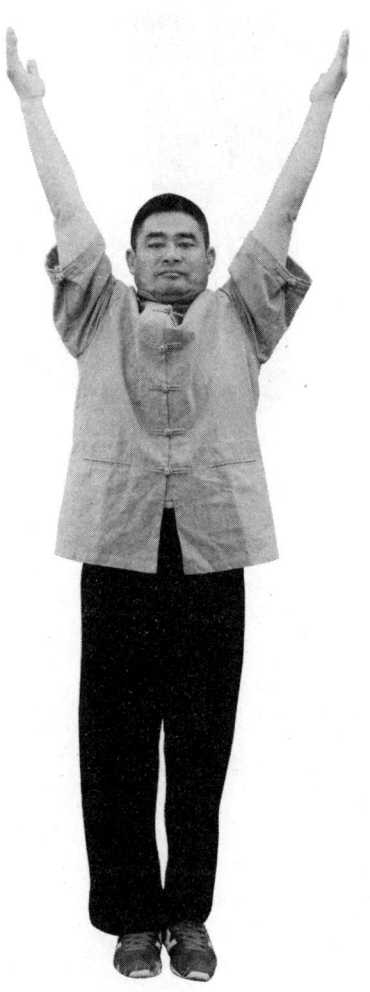

3. 双臂继续向上伸展，屏气，呈"V"字形外展。

2. 深吸气，双手掌心相对，双臂平举，与肩平行。

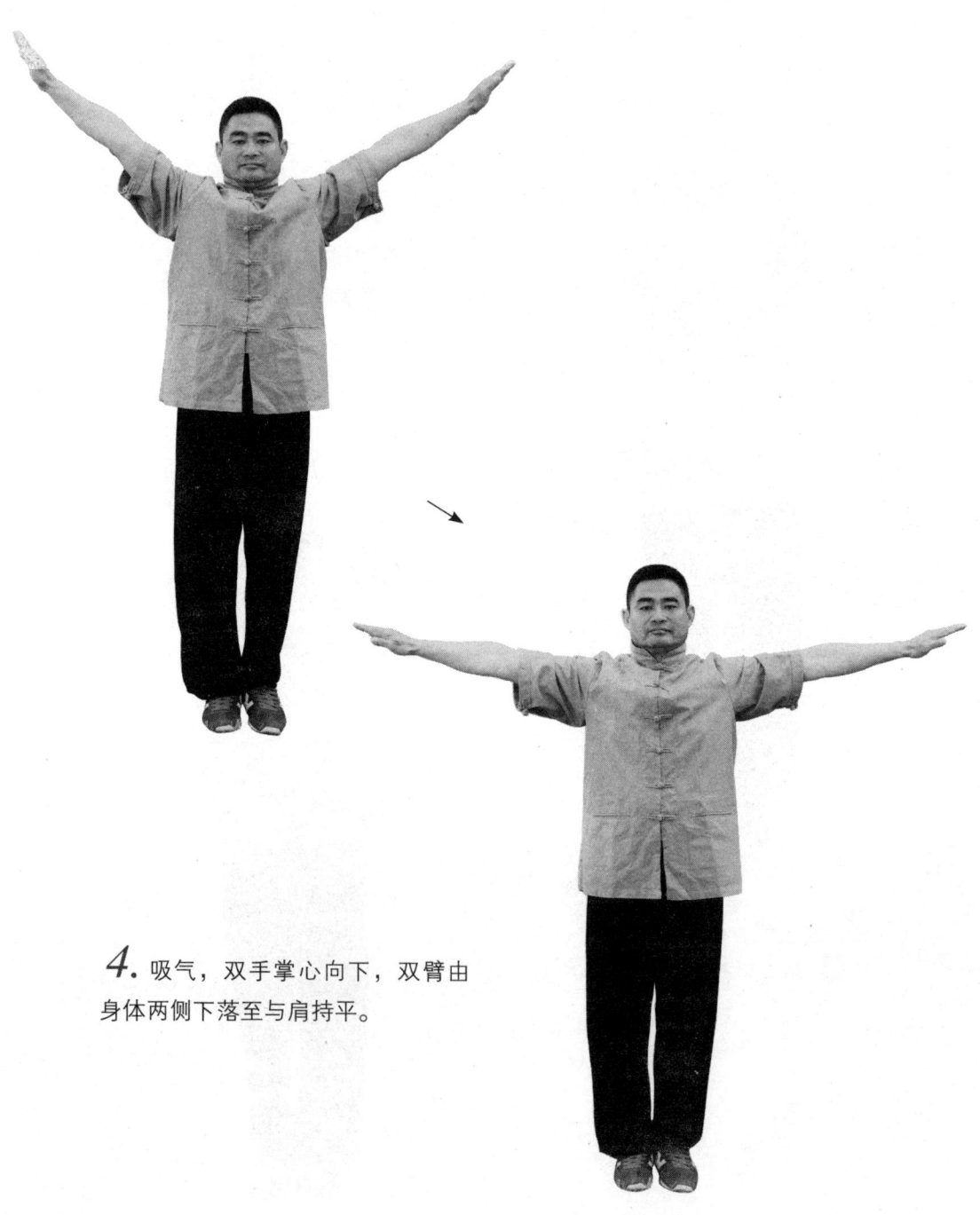

4. 吸气，双手掌心向下，双臂由
身体两侧下落至与肩持平。

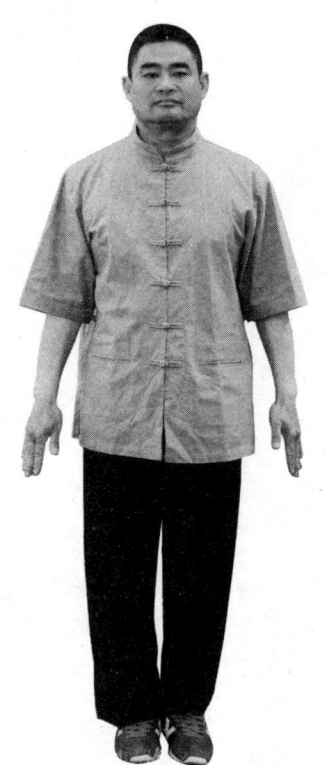

5. 双臂自然下落至大腿两侧（重
复动作15～30次）。

动作出处及依据：五禽戏

动作疗效：

    胸展拉伸可增强肺呼吸、调运气血、疏通经络、提高心肺功能，对防
治肺气虚引起的气喘、声音嘶哑、唾液减少及咳嗽无力等症状具有一定的
作用。

动作名称 **平吸舒展法**

动作详解 ....

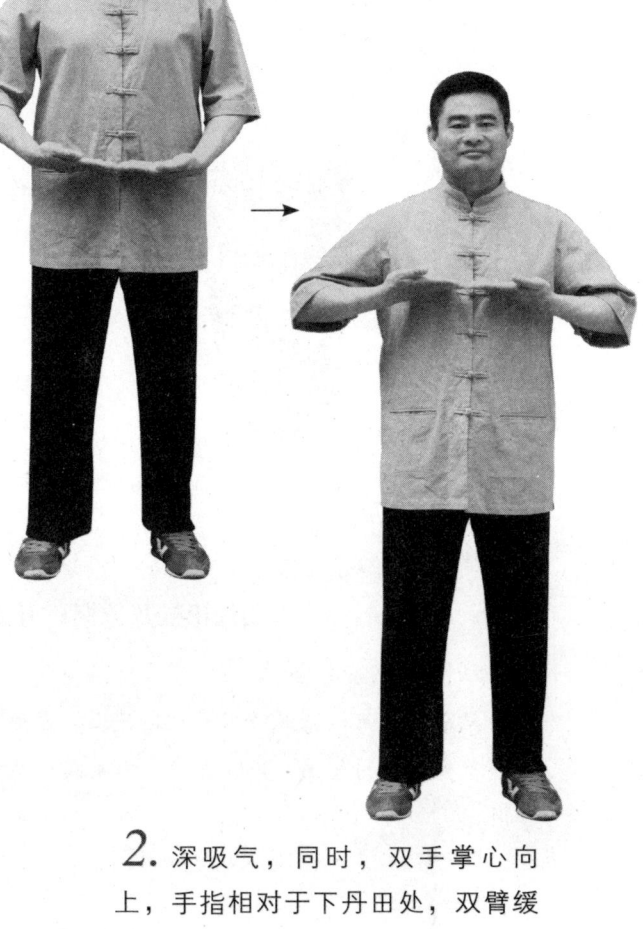

1. 双脚分开站立，
与肩同宽，双手放于
双腿外侧。

2. 深吸气，同时，双手掌心向
上，手指相对于下丹田处，双臂缓
慢向上抬升至胸前（中丹田）。

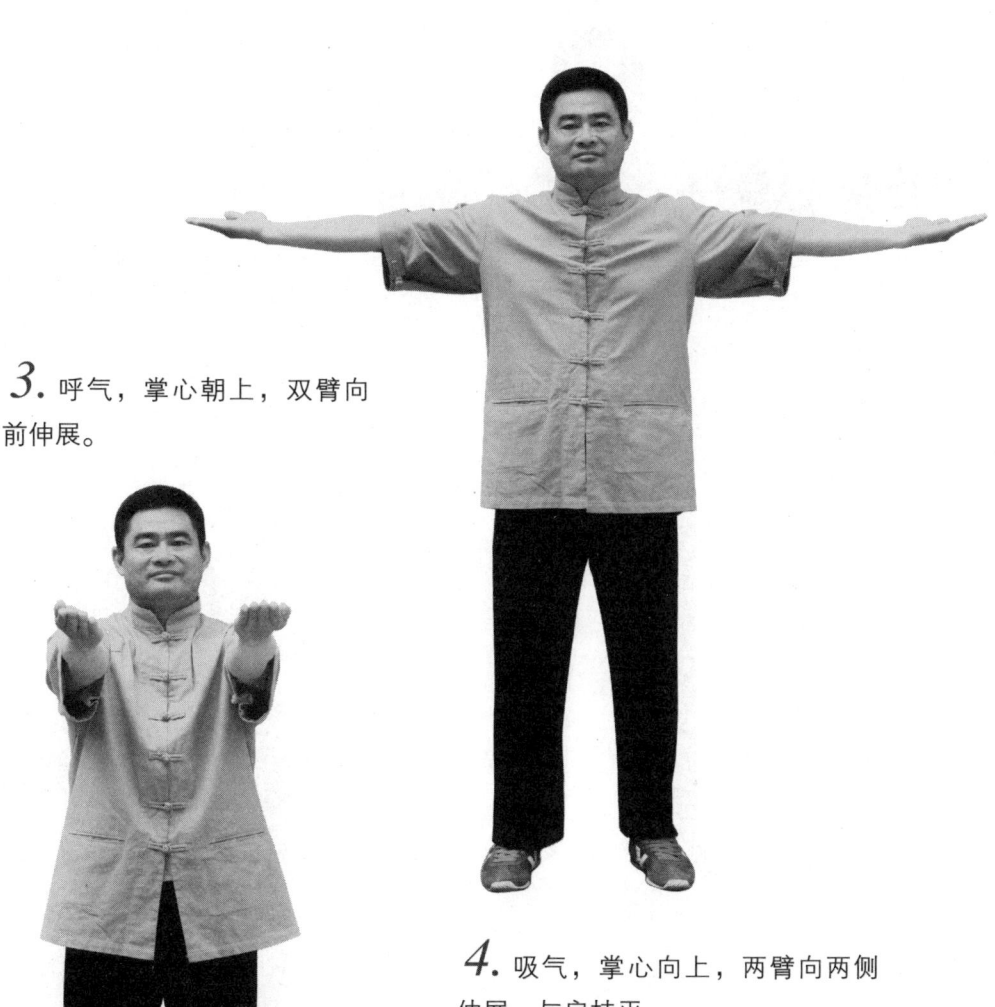

3. 呼气，掌心朝上，双臂向前伸展。

4. 吸气，掌心向上，两臂向两侧伸展，与肩持平。

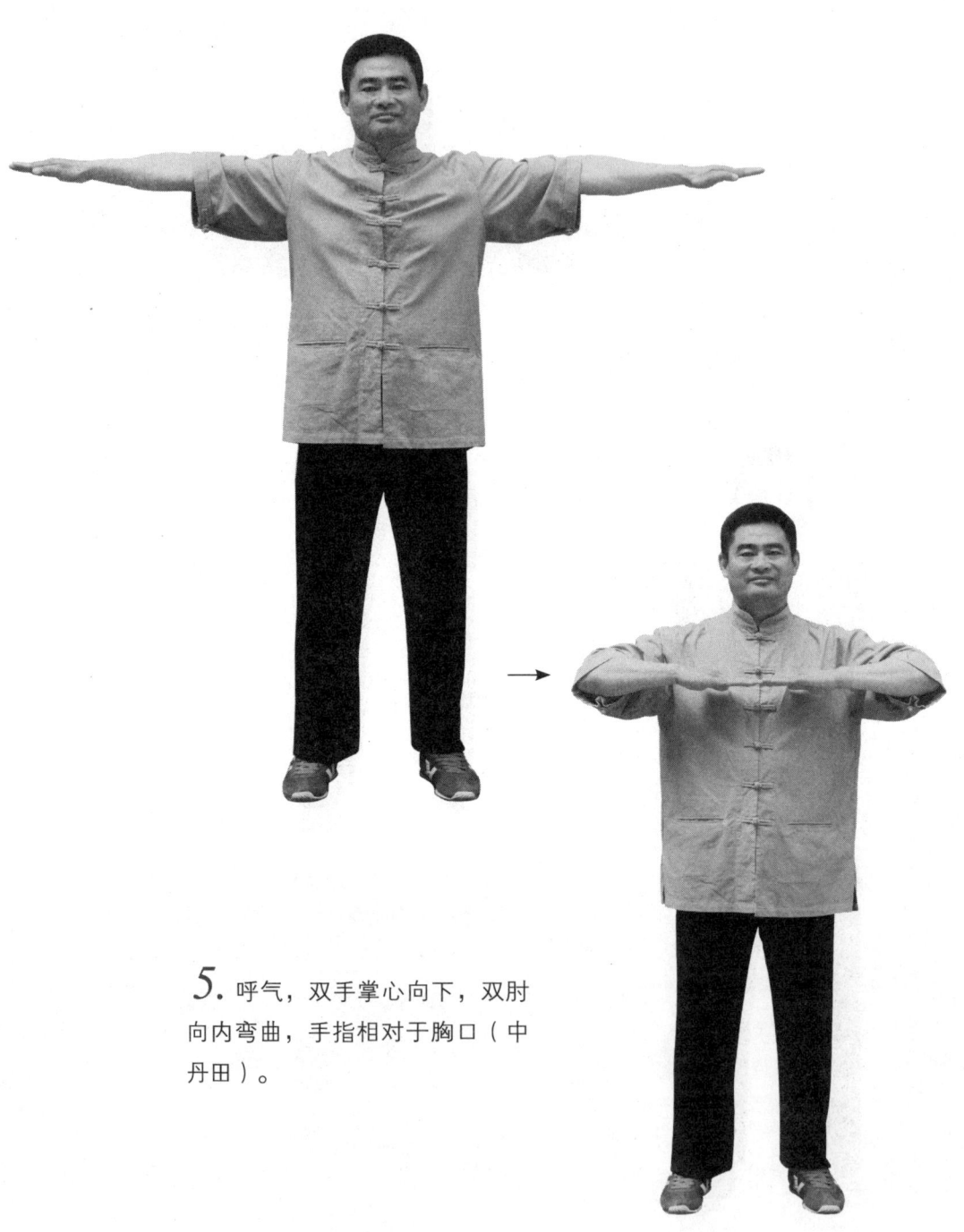

5. 呼气，双手掌心向下，双肘向内弯曲，手指相对于胸口（中丹田）。

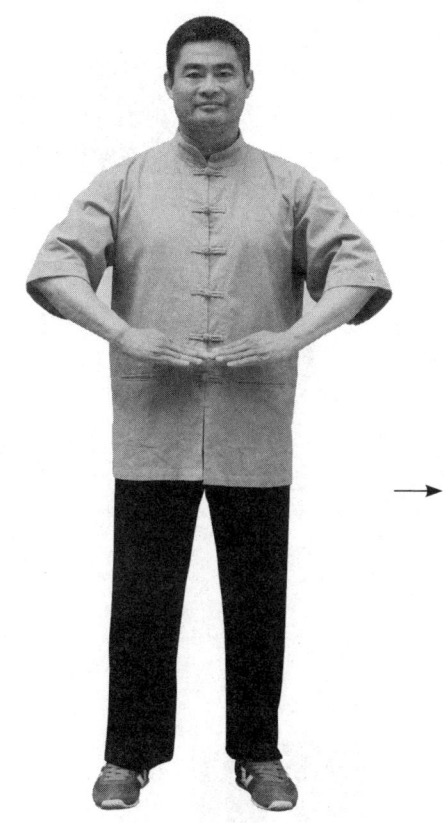

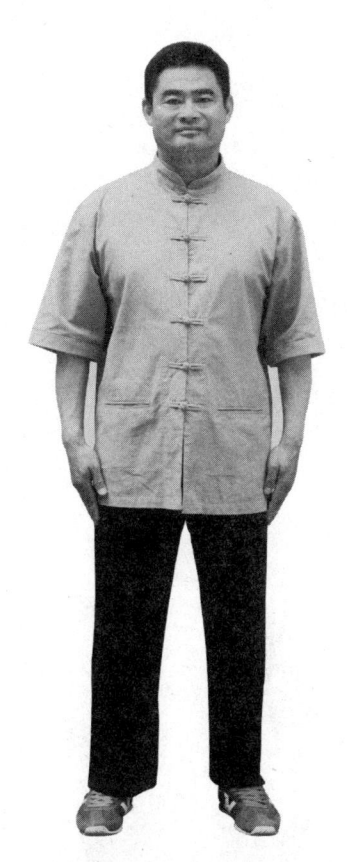

6. 双掌及双臂继续下落，经丹田、
下丹田处后，回归于双腿两侧。重复
动作，7次为一组，每次做三组，每组
结束后可休息3～5秒钟。

动作出处及依据：五禽戏

动作疗效：

　　平吸舒展法的动作能够强化呼吸系统，刺激体内器官，排除体内废气，并
起到宁心安神、舒缓情绪、宽胸理气、清肺利咽及化痰、止咳、平喘的作用。

动作名称 **益肺养气式**

动作详解 ······

1. 身体直立，双腿微张与肩同宽，双臂自然下垂，放于大腿两侧。

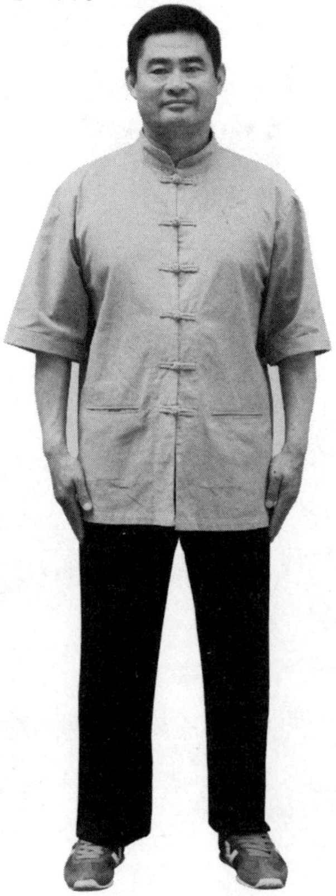

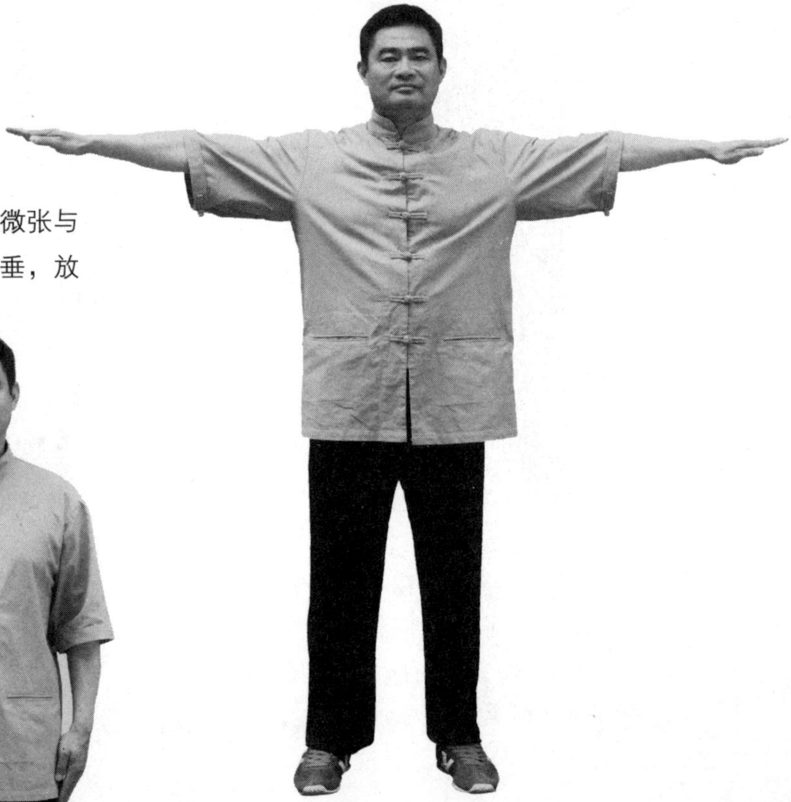

2. 深吸气，同时，掌心向下，两臂平抬，与肩持平。

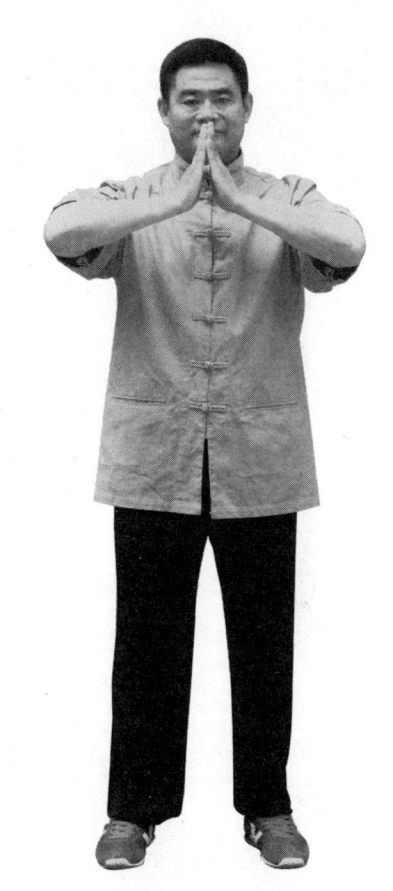

4. 双手合十自然下落，双手指尖下落至与鼻尖持平处，缓慢呼气。

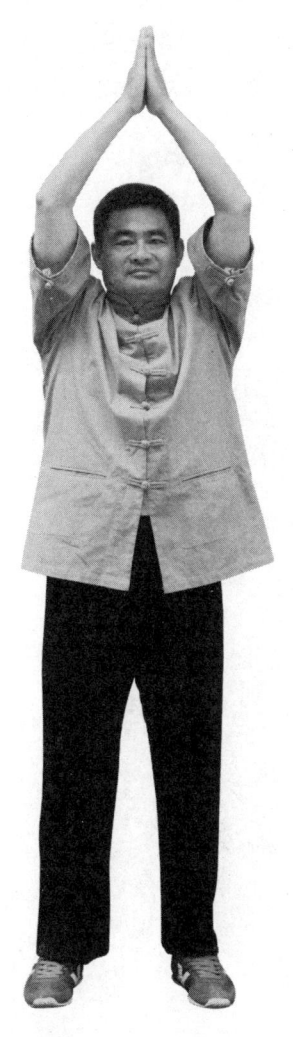

3. 屏住呼吸，双掌向上，两臂继续向上抬举至头上方击掌。

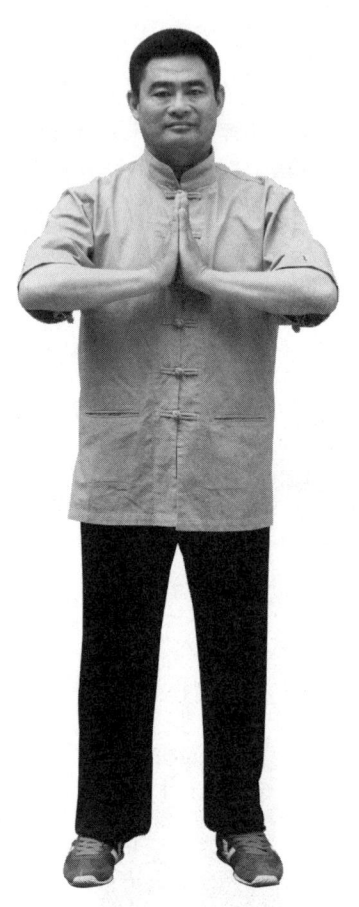

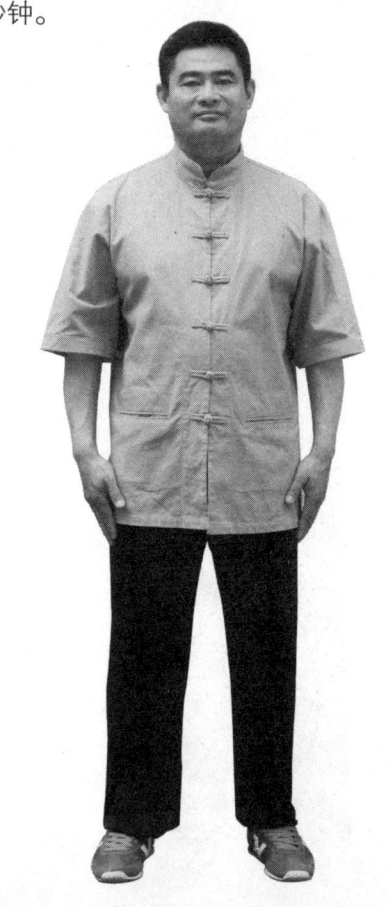

6. 双手继续下落放于大腿两侧。重复动作，7次为一组，每次做三组，每组结束后可休息3～5秒钟。

5. 伴随呼吸，双手合十，继续落至胸口处。

动作出处及依据：八段锦

疗效作用：

益肺养气式的动作对预防和调养感冒、咳嗽、支气管炎、哮喘、鼻炎、便秘、腹泻等有一定的辅助作用。

第四节　简易清肺小膳食

空气是激发肺机能的原动力，当然人体的肺部并非只依靠新鲜的空气才能变得健康，在日常生活中，通过加强运动并配合合理的膳食结构以及良好的生活习惯亦能使我们的肺焕发活力。以下是对肺部保养的一些建议：

（1）少去污染严重的地方，日常要做适当的有氧运动，加强体育锻炼。

（2）尽量避免去人多、脏乱的地方，感冒高发期要做好自我防护，避免交叉感染。

（3）杜绝吸烟，保持肺泡纯净。

在人体肺部支气管中，分布着很多排列整齐的"毛刷子"，这些"毛刷子"肩负着对我们吸入的空气中的有害物质进行层层"净化"的工作，使肺泡纯净。我们在城市中每天都要吸入各种各样的有害气体，如汽车尾气、工厂排放到大气中的废气等，这些有害气体都会对我们的肺部造成不同程度的影响。其中，吸烟可导致肺部的"毛刷"短时间暂停工作，长此以往，我们的肺将受到严重的侵害，最终有可能引发肺癌。

（4）减少食用市场出售的补品。

市场上出售的大多数补肺药物其作用几乎微乎其微，无论是中药还是西药，长期服用易产生依赖性。尽量通过合理的饮食进行食补，需要注意的是食用药膳需要在专业医生的指导下进行。

🎐 保护肺，我们要吃些什么？

推荐四款具有清肺、润喉功效的食谱，食材常见、做法简单，可以不定期地犒劳一下自己。

🍲 莲子冰糖银耳羹清肺润喉

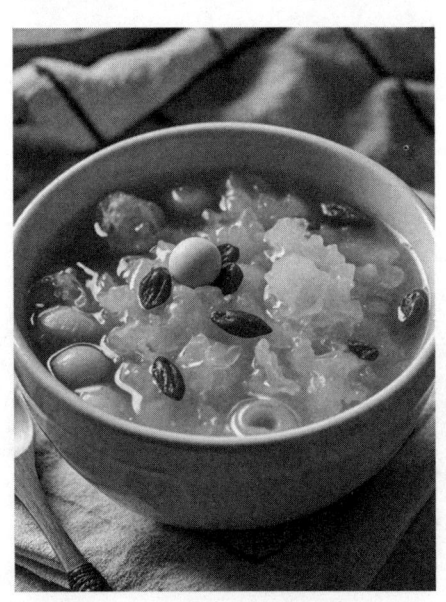

原料 发好的莲子200克，银耳50克，冰糖80克，枸杞子30克。

做法 将银耳放入盆内，用温水浸泡30分钟，待其发透后摘去蒂头、拣去杂质；将银耳撕成片状，放入洁净的锅内，加入发好的莲子并加适量水，以武火煮沸后，加入枸杞子，再用文火熬1小时，加入冰糖，直至银耳炖烂为止。

功效 清肺、润喉。

🍲 雪梨川贝汤止咳化痰

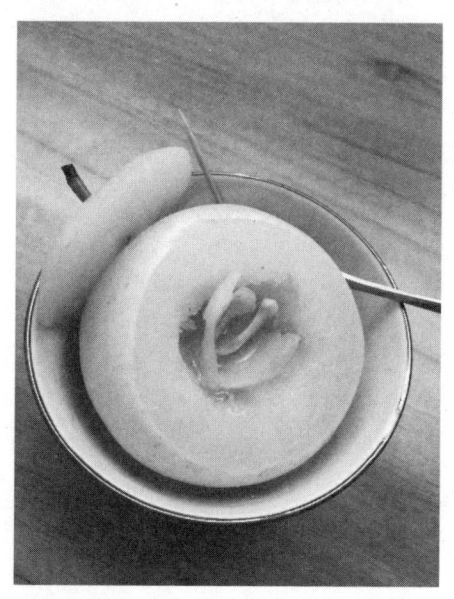

原料 雪梨4个，川贝母8克，冰糖12克。

做法 将雪梨去皮去核切成小块放入大碗内，加入川贝母、冰糖及300克清水，待锅内水烧沸后，隔水放入蒸锅内蒸1小时取出温服。

功效 润肺止咳，清热化痰。

原料 百合25克，蜂蜜35克。

做法 将百合洗净放入碗内，加入蜂蜜及150克清水，待锅内水烧沸后，隔水放入蒸锅内蒸50分钟取出温服。

功效 润肺止咳。

🍲 蜂蜜百合汤润肺止咳

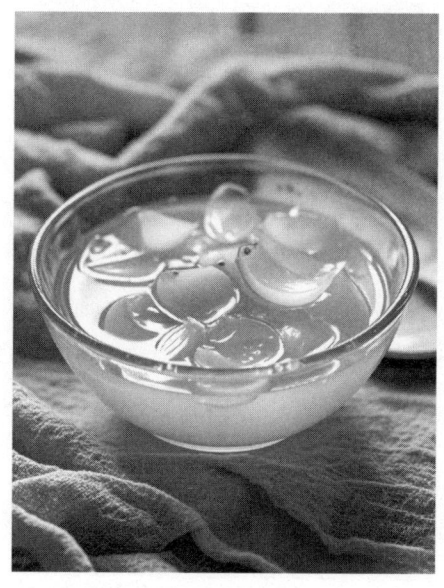

百合小米粥缓解干咳

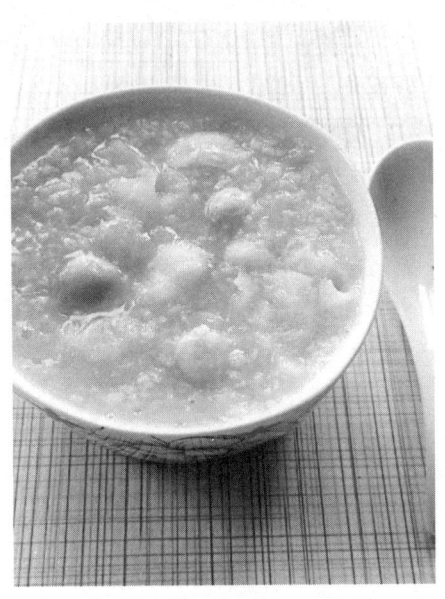

原料 鲜百合80克，小米130克，冰糖80克。

做法 将小米熬煮至八成熟时，放入百合及冰糖熬煮成熟食用。

功效 润肺止咳。

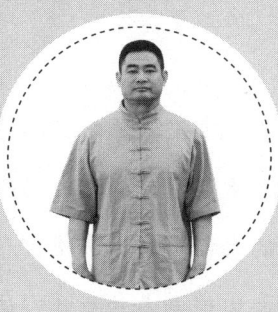

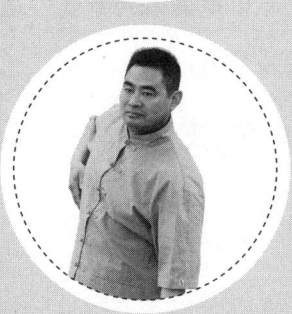

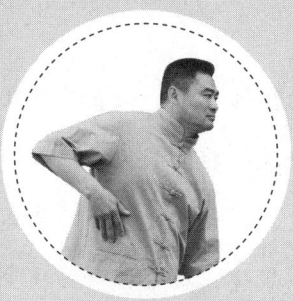

第五章

『肾』为先天之本，生殖之源

肾脏是人体的重要排泄器官，其基本功能是将人体内的代谢产物及某些废物、毒素排出体外，同时，肾脏可以重新吸收过滤后的水分及其他有用物质（如葡萄糖、蛋白质、氨基酸等），用以调节水、电解质平衡，进而维持人体内的酸碱平衡。

第一节 肾是人的精元

病 案

　　2023年6月，一位三十多岁的女性患者走进了诊室，她的脸色青白，眼眶周围有明显浮肿，神情郁烦，给人一种略显疲惫和憔悴的感觉。据她自述，自从两年前的人流手术后，她的月经量就逐渐减少，腰部和膝部常常感到酸软无力，甚至下肢有时会出现麻木的感觉。这些身体上的不适让她每天都感到疲惫不堪，精神状态也不如从前。吃饭时，她总觉得没有胃口，吃什么都不香。此外，她已备孕一年无果，因急于怀孕，所以在亲友的介绍下，前来求治。

检 查

　　听完她的症状描述，我又深入询问了她的生活习惯、饮食习惯及家族病史。了解到她在四年前曾自然流产过一次，前后两次流产都进行了刮宫手术，精血损耗较多。且由于工作繁忙，她平时的生活节奏非常快，压力很大，经常熬夜工作，饮食也不规律，还常因一些琐事忧思过度，情绪波动较大。

　　观察这位患者的舌象，发现她的舌质呈暗红色，舌苔薄黄，舌下络脉粗大且呈青紫色。此外，她的面部和掌心，黄中透青，双脉弦滑，脸上还散布着浅浅的色斑。

诊　断

　　本案患者因经两次刮宫手术，使气血亏虚，肾气损伤。中医理论认为，肾为五脏之本，生殖之源，当肾气受损时，自然会影响到子宫的功能，致使月经减少，难以受孕。同时，腰为肾之府，肾虚也会使人腰膝酸软。

　　根据这些症状体征结合脉象，我诊断她的情况在中医上属于断绪，在西医上属于继发性不孕，病位主要在肾。治疗时应以补肾为主，调理气血为辅。

　　肾脏损伤不仅仅会影响到人的生育能力，还会影响到其他器官和系统的正常功能，所以我们应当对肾脏有更多的了解，下面我来详细讲讲肾脏。

溯源

　　妇人所以无子者，冲任不足，肾气虚寒也。

　　　　　　　　　　　　　　　　　——《圣济总录》

　　本案患者便是因肾气亏虚，肝气郁结，使子宫失养，久试不孕，这种病机与古书的记载相符，治疗上，应注重调理肾气和疏肝解郁。

肾脏是人体的重要排泄器官，其基本功能是将人体内的代谢产物及某些废物、毒素排出体外，同时，肾脏可以重新吸收过滤后的水分及其他有用物质（如葡萄糖、蛋白质、氨基酸等），用以调节水、电解质平衡，进而维持人体内的酸碱平衡。

肾脏，外观为"扁豆状"，呈红褐色，为成对的扁豆状器官（图5为肾脏解剖结构简图）。肾脏位于腹膜后脊柱两旁浅窝中，两肾上极相距较近，下极较远，左肾较右肾稍大，其长度约为10～12厘米，宽度约为5～6厘

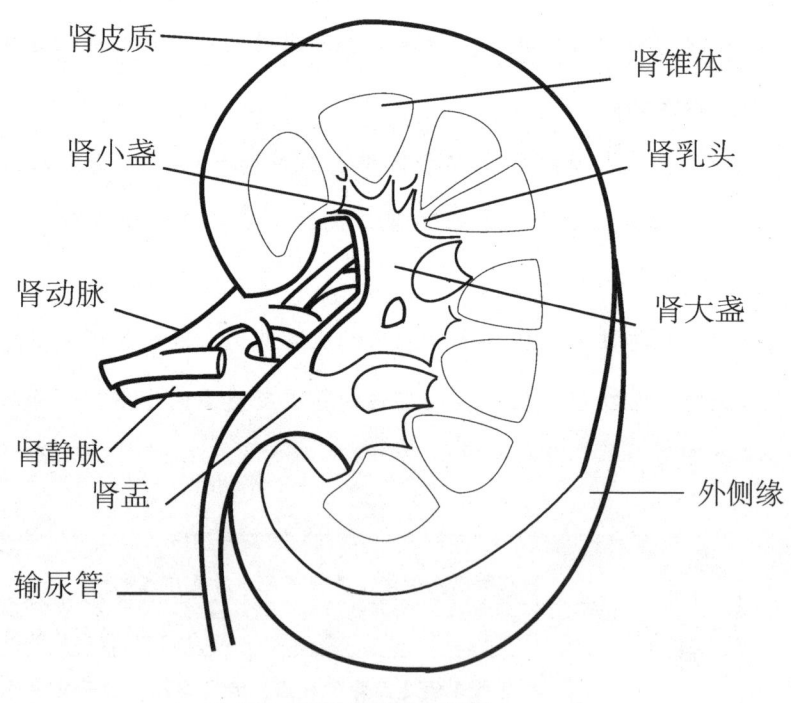

图5　肾脏解剖结构简图

米，厚度约为3~4厘米，重约120~150克。肾外缘为凸面，内缘为凹面，凹面中部为肾门，它是肾静脉、肾动脉、输尿管出入肾脏的部位。右肾比左肾低半个椎体。左肾上端平第11胸椎下缘，下端平第2腰椎下缘。左侧第12肋斜过左肾后面的中部，右侧第12肋斜过右肾后面的上部。临床上常将竖脊肌外侧缘与第12肋之间的部位称为肾区（肋腰点），当肾有病变时，触压或叩击该区，常有压痛或震痛。

肾脏能够保证机体内环境稳定及新陈代谢的正常

肾脏通过产生肾素、促红细胞生成素、前列腺素、激肽等，参与调节血压、红细胞生成和钙的代谢。同时，肾脏又是机体部分内分泌激素（如胰岛素、胃肠激素等）的降解场所。肾脏的上述功能保证了机体内环境的稳定及新陈代谢的正常进行。

1. 尿液的生成

血液流经肾脏，当通过肾小球时，在压力的作用下，会过滤出一种不含蛋白质的液体进入肾小囊，此种液体被称为原尿。原尿在通过肾小管时又将其中大部分的水、全部的糖及部分盐重新吸收后，送回血液中，氮则不再吸收。而此刻剩下的含有残留物质的浓缩液体就是尿，最终汇入肾盂，排出体外。

2. 排泄进入体内的有害物质及体内的代谢产物

人体在新陈代谢的过程中，会产生一些人体不需要的甚至是有害的废物，其中一部分由胃肠道排出体外，而绝大部分由肾脏排出体外。一些进入人体的化学药品及有毒物质则是通过血液进入肾脏，经肾脏过滤，随尿液排出体外。

3. 维持体液、电解质平衡及体液酸碱平衡

血液中的水和电解质通过肾小球滤为原尿，而原尿中的水和电解质则在流经肾小管时以不同的比例被重吸收，同时，部分电解质被分泌入管腔，这些电解质平衡对稳定体液的渗透压起着重要作用。肾脏能将代谢过程中产生的酸性物质通过尿液排出体外，并能控制酸性和碱性物质排出的比例，当任何一种物质在血液中增多时，肾脏就会把增多的部分排出去。

4. 内分泌功能

（1）肾脏可分泌肾素、前列腺素、激肽等。

通过肾素—血管紧张素—醛固酮系统和激肽—缓激肽—前列腺素系统来调节血压，用以维持血压的正常。

（2）肾脏分泌促红细胞生成素，作用于骨髓造血系统。

（3）肾脏的皮质细胞含有1位羟化酶，维生素D先在肝脏25位羟化酶的作用下，转化为25-羟维生素D3，最后在肾脏1位羟化酶作用下，转化为1,25-二羟维生素D3，即活化的维生素D3可调节钙、磷在体内的代谢。

肾脏是先天之本、生殖之源

在中医学理论中肾脏的主要生理功能是：藏精，主水，主纳气，主生殖，主骨生髓，开窍于耳，其华在发。

传统中医学认为，由于肾藏有先天之精，故肾为阴阳之本，是人体生长、发育、生殖之源，也是生命活动之根本，相对于脾胃"后天之本"之称，肾为"先天之本"；肾脏中藏有元阴（属水）元阳（属火），故又称肾为"水火之脏"。

（1）肾藏精

"精"，分为"先天之精"和"后天之精"。先天之精（生殖之精），受于父母，与人的生育繁衍有关；后天之精（脏腑之精），由脏腑化生水谷精微而成，与人的生育繁衍有关。

（2）肾主水

肾具有调节水液之功能。

（3）主纳气

"纳"是收纳、摄纳之意，肾具有摄纳肺所吸入的清气，防止呼吸表浅的生理功能。

（4）主生殖

肾与男女生殖器官的发育及生殖能力密切相关。

（5）主骨生髓

肾主骨和髓的生长发育，与骨的功能有关。

（6）开窍于耳

人体的听觉器官依赖于肾精的充养，肾精充裕则听觉灵敏。

（7）其华在发

头发的生机根源于肾，因肾藏精，精能化血，精血旺盛则头发润泽。

❧— 什么是肾虚

肾虚多为积累成疾所致，可分为肾阴虚和肾阳虚，中医学提倡肾虚应慢慢调理。肾阳虚的症状为腰酸、畏寒、四肢发冷，甚至还有水肿，主要表现为"寒"的症状。肾阴虚的症状为"热"，主要有腰酸、燥热、虚汗、盗汗、头晕耳鸣等症状。当人发生肾虚时，无论是肾阴虚还是肾阳虚，都会导致人的免疫力降低。当人的免疫力降低时，肾脏的微循环系统亦会发生阻塞，导致肾络不通。因此，治疗肾虚应防治结合，日常生活中，我们可以通过通经活络的方式进行防治。

第二节　常见的肾脏病

肾脏病是个笼统的概念，肾脏病有很多种。

肾脏病的常见症状有水肿，血压高，多尿、尿频、尿少或无尿、血尿、尿中泡沫增多，腰酸痛及其他一些全身性症状。

常见病有：肾结石、肾囊肿、肾病综合征、慢性肾衰竭、慢性肾小球肾炎、糖尿病肾病、高血压肾病。

肾结石

肾结石指于肾盏、肾盂及肾盂与输尿管连接部形成的结石晶体。

肾囊肿

肾囊肿是肾脏内出现大小不等的与外界不相通的囊性肿块的总称，常见的肾囊肿可分为单纯性肾囊肿、成人型多囊肾及获得性肾囊肿。

肾病综合征

肾病综合征简称肾综，是指由多种病因引起的，以肾小球基膜通透性增加伴肾小球滤过率降低等以肾小球病变为主的一组综合征。

慢性肾衰竭

慢性肾衰竭是由各种肾脏疾病引起的缓慢进行的肾功能损害，最后可导致肾功能完全丧失或引发尿毒症。

慢性肾小球肾炎

慢性肾小球肾炎简称慢性肾炎，是由多种不同病因引起、不同病理类型组成的一组原发性肾小球疾病。

糖尿病肾病

糖尿病肾病是临床上常见和多发的糖尿病并发症，为糖尿病主要的微血管并发症，是一种以血管损害为主的肾小球病变，主要指糖尿病性肾小球硬化症。

高血压肾病

高血压肾病是原发性高血压引起的良性小动脉肾硬化（又称高血压肾小动脉硬化）和恶性小动脉肾硬化。

第三节　微运动之肾保健

附赠养生操视频
扫码即看动作教学

| 动作名称 | **单边提肾法** |

动作详解 ⋯⋯⋯⋯⋯⋯⋯⋯⋯⋯⋯⋯⋯⋯⋯⋯⋯⋯⋯⋯⋯⋯⋯⋯

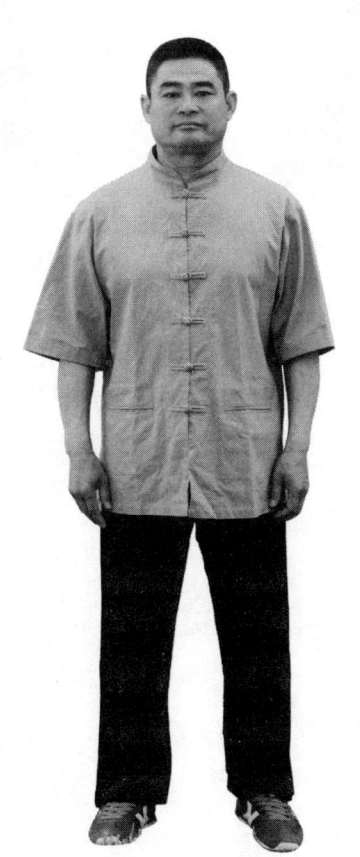

1. 双脚分开站立，
与肩同宽。

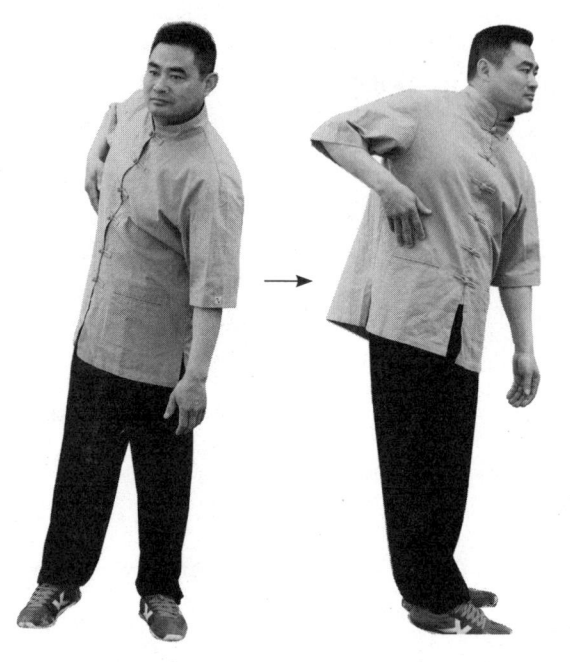 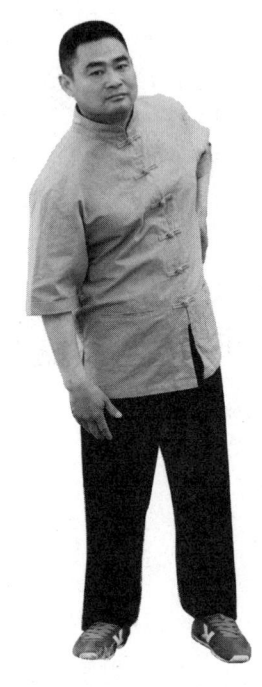

2. 吸气，右肩上提微向后倾斜，左肩自然下垂，右胯随肩轻拔（后腰大肌有拉伸感），右脚慢慢随胯抬起，脚尖点地脚跟轻起。

3. 呼气，变换体位，左肩上提微向后倾斜，右肩自然下垂，右脚贴地，左胯随肩轻拔（后腰大肌有拉伸感），左脚慢慢随胯抬起，脚尖点地脚跟轻起。重复动作，反复练习，左右7次为一组，每次三组。

动作出处及依据：八段锦、八卦掌

动作疗效：

单边提肾法能够提升肾功能，调节各内脏器官功能平衡，增强抵抗力；可预防头脑不清、记忆力降低、腰酸背痛、全身倦怠、性欲减退等症状。

动作名称 提肾轮换掌

动作详解 ······

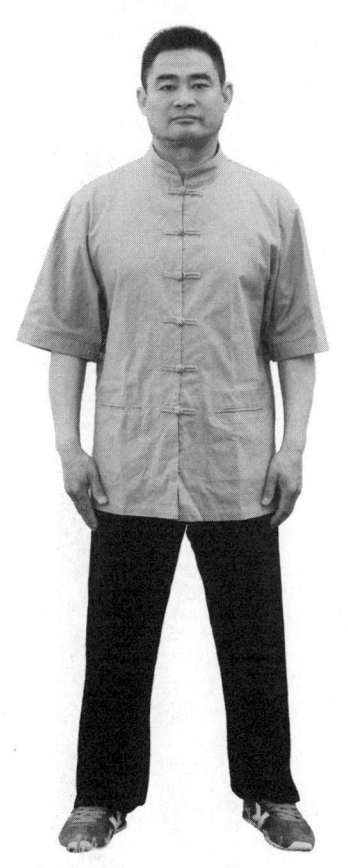

1. 双脚分开站立，略宽于肩。

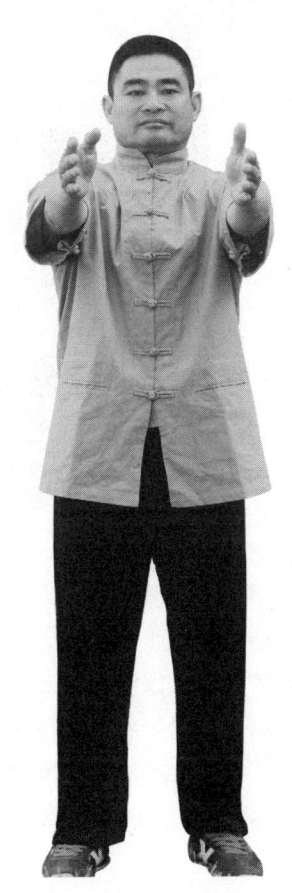

2. 吸气，掌心相对，双臂慢慢抬起，与肩平行。

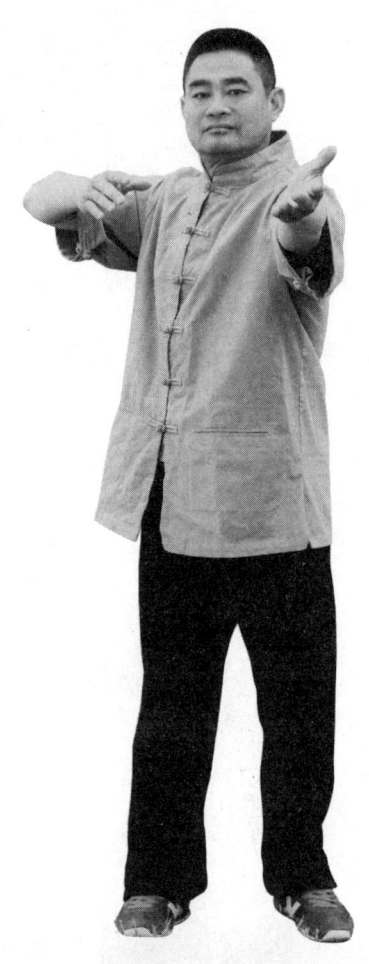

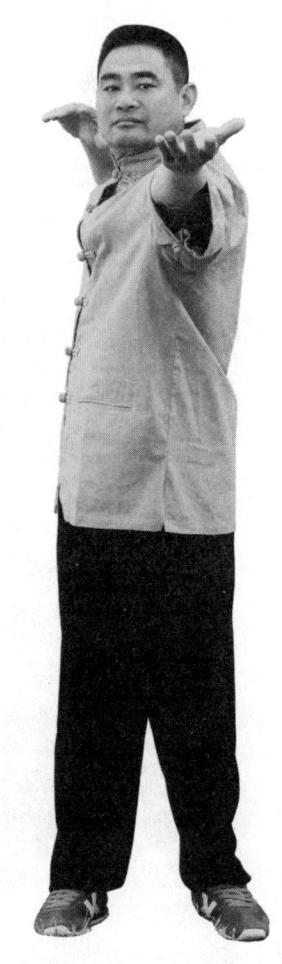

3. 呼气，双膝微屈，以胯带动腰力向右扭动（45度），同时，右手掌心向下，右臂微曲，以腰力带动右臂向后拉伸（腰际处随扭动有紧绷感）；随腰转动同时，左手掌心向上，左手臂自然向前伸展，右手臂向后向上拉伸。

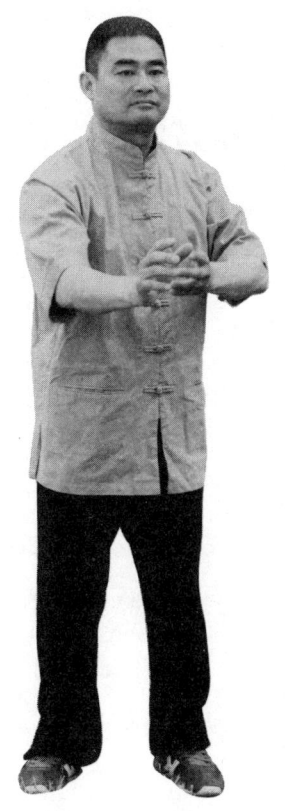

4. 吸气，变换体位，以胯带动腰力向左扭动（45度），右手臂自然向前伸展，掌心由下转变为向上，左手臂微曲向后拉伸（腰际处随扭动有紧绷感）。重复动作，反复练习，左右7次为一组，每次三组。

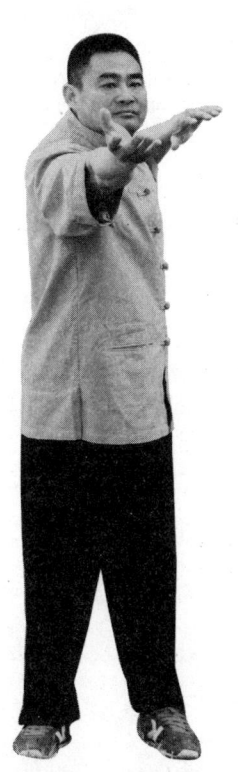

动作出处及依据：八卦掌

动作疗效：

提肾轮换掌动作能够调节肾功能，强肾健体，提升肾的内分泌功能。对男性性功能障碍、遗精、阳痿、早泄，女性月经紊乱及更年期综合征等症状的改善具有明显效果。

第四节　关爱肾脏的几种方法

关爱肾脏，我们要做些什么?

1.冬季注意保暖

冬季温度降低，血管收缩，血压蹿升，小便量增多，血液凝固功能增强，易使肾脏出问题。对于肾功能有问题的病人来说，在冬季一定要注意保暖。

2.遵从医嘱服用药物

当前市面上出售的很多药物都对人体的肾脏有不同程度的危害，因此一定要遵照医嘱服用药物，同时也要了解服用药物的副作用，不可依据"自身诊断"及他人推荐随意服用。

3.适量饮水不憋尿

尿液长时间潴留在膀胱容易繁殖细菌，长时间或经常憋尿会导致细菌经输尿管感染肾脏。

4. 警惕糖尿病和高血压

肾脏由数百万个微血管球组成，糖尿病及高血压有可能造成血管硬化，久而久之，会对肾脏造成严重损伤。

5. 定期体检很重要

进行定期体检，最好每半年做一次尿液、血肌酐和尿素氮检查，一旦发现肾脏功能失调应及时诊治。

而女性在怀孕期间肾脏负担会加重，孕妇应该加大对肾功能监测的频率。

关爱肾脏，我们要吃些什么？

1. 限制摄入含钾高的食物

含钾高的食物有紫菜、冬菇、马铃薯、藕、菠菜、韭菜、芹菜、鸡肉等。

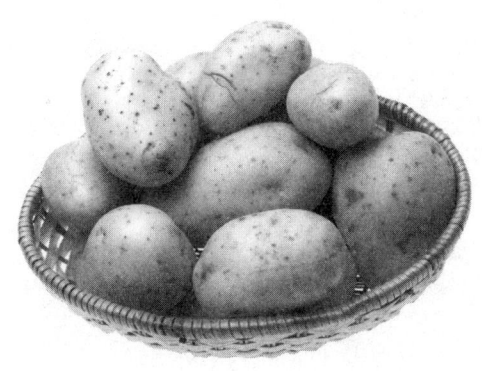

2. 降低钠含量的摄入

减少使用含钠高的调味品，如食盐、味精、蚝油、酱制品等。

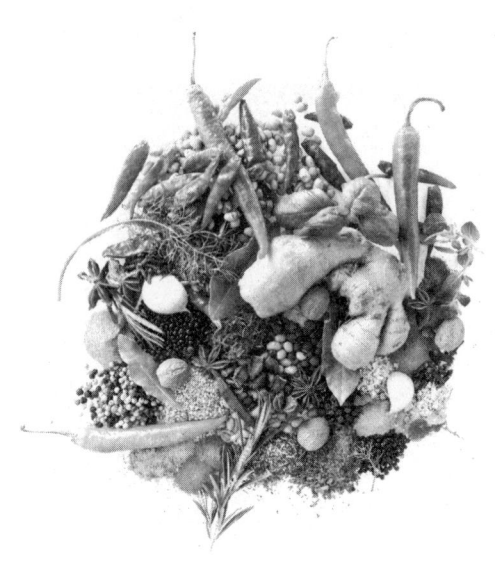

可多用低钠调味品，如醋、糖、酒、胡椒、花椒、五香粉、八角、葱、姜、蒜、辣椒、陈皮等。

3. 多饮水，忌饮酒

多饮水，可在水中加入薄荷叶、柠檬片等一并饮用。减少浓茶、咖啡的饮用，忌饮酒。

4. 多食用蔬菜，增加纤维素的摄入

多食用蔬菜，可增加纤维素的摄入，但要适当烹调以降低钾、磷含量。

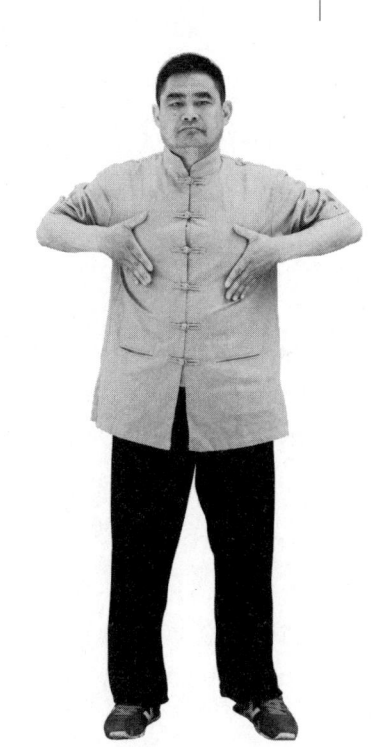

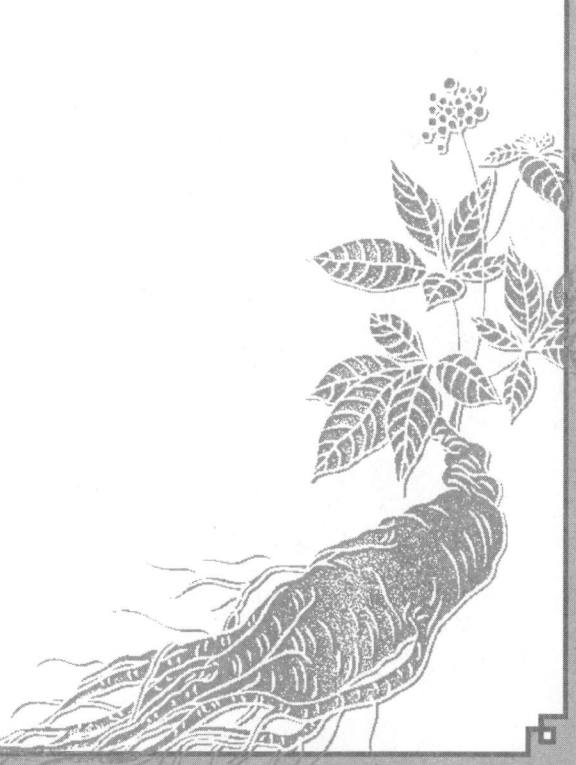

下篇

六腑篇

适合脏腑的微运动，原理是通过外在有针对性的轻微动作幅度，依靠腹肌、膈肌、脊椎、胸肌与胸廓等部位的协调运动，带动和引导开合。

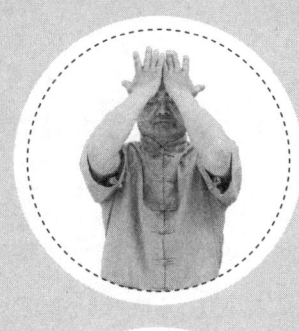

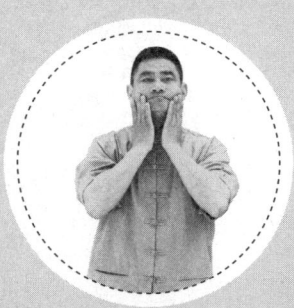

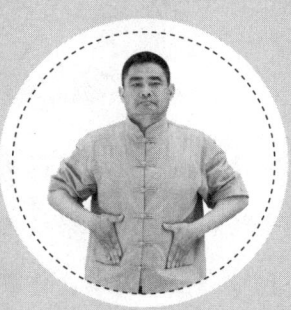

第六章

『胃』之动力

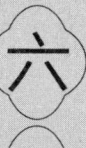

胃是人体的消化器官，上接食道，下通小肠。

第一节　胃——仓廪之官，五味出焉

病　案

2023年11月，一位近七十岁的男性患者在其儿子的搀扶下来到了诊室，他面容憔悴，眉头紧皱，身形消瘦，尽管穿着厚厚的冬衣，仍显得很畏寒。据他自述，自己五年前因事生气后，就出现了胃痛、胀气的症状，饱食或心情不畅时症状尤为明显。从那之后，他的饮食量逐渐减少，体重也日渐下降。平时容易心烦发怒，全身乏力，怕冷畏寒。最近一个月，又因家事生气，使病情加重，尽管经过了中西医的治疗，但症状并未得到有效的控制。于是他在家人和朋友的鼓励下，决定来我这里就诊。

检　查

听完他的症状描述，我又深入询问了他的生活习惯、饮食习惯及家族病史。了解到他平时喜欢吃肥腻、生冷的食物和豆制品。家族内并无胃病病史。他平时的生活节奏较慢，饮食规律，但常因家庭琐事引起情绪波动。

在望诊中，我仔细观察了他的舌象，发现他的舌质暗红，舌苔黄腻，舌面上有裂痕，舌下的络脉呈现暗紫色。双手大鱼际及掌心发青。其左脉细弦，右脉弦滑。胃镜检查结果显示，他的胃黏膜有中度慢性炎症。

诊 断

患者因情绪激动，肝气上涌、郁结，使脾胃失和，胃气郁滞、上逆，致使胃痛、饮食减少、饱食胀痛，并频频出现打嗝现象。时值寒冬，寒邪外侵，而体内气血运行不畅，所以出现畏寒肢冷的症状。

根据这些症状体征结合脉象，我诊断他的情况在中医上属于胃痛，在西医上属于慢性胃炎，病位在胃、脾、肝。治疗上应以疏肝理气、和胃止痛为治则，同时配合饮食调理和生活方式的改善。

溯源

胃痛，邪干胃脘病也……唯肝气相乘为尤甚，以木性暴，且正克也。

——《沈氏尊生书·胃痛》

本案患者便是由于肝失疏泄，导致胃的功能失调，引发胃部胀痛和频繁打嗝，病机与古书的记载相符。

在中医理论中，胃为仓廪之官，主要负责受纳和消化食物。一旦胃部出现问题，不仅影响消化系统的正常功能，还可能对全身的健康产生影响。所以了解和掌握关于胃部的基本知识是非常必要的。

胃是人体的消化器官，上接食道，下通小肠。

胃在人体胸骨剑突的下方，肚脐的上部，略偏左，位于腹腔上部。胃腔又称胃脘，分为上、中、下三部：上部为上脘（包括贲门），下部为下脘（包括幽门），上下脘之间的部分是中脘。胃的上脘上接食道，下脘下通小肠，是食物出入胃腑的通道（图6为胃的结构简图）。

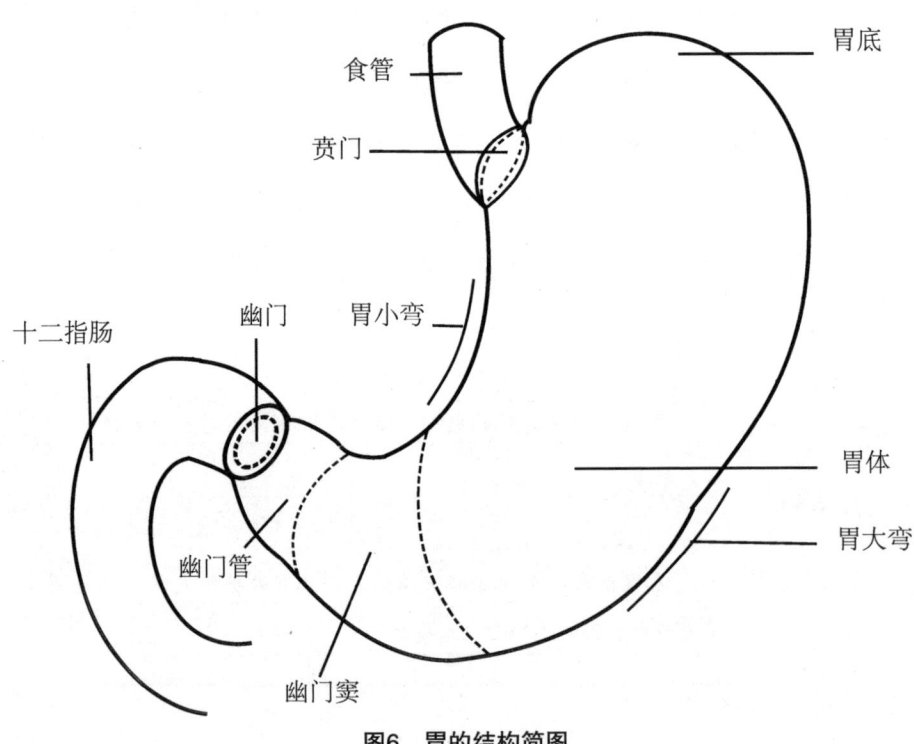

图6　胃的结构简图

胃功能分为吸纳食物、分泌胃液、调和食物。

食物进入胃腑后，胃会分泌大量的胃酸对食物进行腐蚀、溶化。胃对于不同种类食物的腐蚀、溶化及排空的时间不尽相同。了解胃排空不同种类食物的时间，有助于减轻胃的负担，使人体的消化系统得到有效的休息，从而更好地发挥其生理功能，降低相应病症的发生。

对于蔬菜水果类食物，胃一般3小时排空一次；对于白色肉类食物，如鱼类、鸡类，胃大概3.5小时排空一次；对于混合型食物，胃一般4.5小时排空一次；而对于红色肉类，如牛肉、羊肉等，胃则需要更长时间才能排空一次。

不合理、不规律的饮食会增大胃的负担，胃内存有食物时胃就会不断地进行消化、分解、分泌，如果胃内食物在未排空的前提下又摄入大量食物，那么胃将无法得到休息。长此以往，容易出现肠胃消化功能下降，胃酸分泌混乱，胆汁分泌失常，进而引发一系列的病症。

当胃出现病症需要服用药物进行治疗时，如果胃内有大量待消化的食物不能及时排空，药物便无法准确到达目标器官，致使药物无法发挥其药效。更有甚者，没有达到预期效果，有些人就认为所服用的药物剂量不够，从而增加摄入的药剂量，长此以往，会使得胃部胃酸变多，导致胃黏膜、胃壁损伤或者溃疡。同时，服用过量西药也可能使体质变成酸性的（因为大部分西药呈酸性），而酸性体质是最容易得慢性病的体质。

胃具有消化和自我保护的功能

1. 胃的消化功能

胃可产生胃液，而胃液有很强的酸性，食物进入胃中很快就会被胃液消化掉。但胃液在消化食物的同时，也会造成一些胃壁细胞的死亡，对胃壁造成一定的损害。但这种损害只是暂时的，因为胃有很强的再生功能。

胃液主要是由胃蛋白酶（一种无害的消化酶）和盐酸组成。盐酸具有很强的腐蚀性，能轻而易举地损害胃的组织细胞，因此，保护胃部除了依靠胃的再生能力和胃黏膜的保护作用外，还需要我们养成规律的饮食习惯。

2. 胃的自我保护功能

在胃壁内覆盖有一层厚厚的上皮细胞——胃黏膜，它与胃液直接接触，起到保护胃内壁的作用，防止带有腐蚀性的胃液渗入到胃的内壁。胃黏膜所具有的这种特殊的保护作用，可使胃内壁免遭或只受到轻度的酸液侵蚀。同时在胃壁上皮细胞上面还覆盖着一层薄薄的碳水化合物——糖体层，它可以进一步加强对胃的保护。而在胃壁里层，也覆盖了一层由脂肪物质组成的，称为类脂体的物质，该物质具有很强的阻碍盐酸中氢离子和氯离子通过的作用，但如果胃功能失常，胃酸分泌过多，则会导致胃部损伤，即胃溃疡，严重的可导致胃穿孔。

中医中胃的生理功能

在中医学理论中，胃负责受纳与腐熟水谷，以降为和，与脾相表里。

"受纳"是接受和容纳的意思；"腐熟"是指食物经过胃的初步消化，形成食糜。

胃受纳与腐熟水谷，是指食物入口后，经过食管，到达并容纳于胃。容纳于胃中的饮食水谷，经过胃的腐熟后，形成食糜下传至小肠进行进一步的消化与吸收。胃的这一功能如发生障碍，会出现食欲缺乏、消化不良、胃部胀痛等症状。

胃的受纳腐熟水谷功能必须与脾的运化功能相配合，所以中医学将脾胃的这种消化吸收功能概括为"胃气"，胃气的盛衰有无，直接关系到人体的生命活动及存亡。

若胃失和，则会影响食欲，并出现口臭、脘腹胀满疼痛等症状；而胃气上逆，则会出现嗳气吞酸、呃逆、恶心、呕吐等症状。

第二节　常见的胃病

胃的常见疾病

胃部疾病是现代人最易患的疾病，大多数人或多或少都会存在胃部的一些病症，胃病发病原因复杂，可由遗传、精神诱发、手术感染等诸多原因造成，属于发生在胃部的功能性或是器质性的疾病。以下是笔者归纳总结出的一些常见胃部疾病，以供读者对其发病机理有所了解。

1. 慢性胃炎

慢性胃炎是一种常见的胃部疾病，其发病率居于胃部疾病之首。慢性胃炎是由不同病因引起的各种慢性胃黏膜炎症的病变。其中，幽门螺杆菌（helicobacter pylori，HP）感染是引起胃黏膜炎症的最常见病因。

慢性胃炎并无特异性病症，大多数病人常见有不同程度的消化不良症状，如食欲减退、餐后饱胀、反酸等。

2. 胃下垂

胃下垂是指胃小弯弧线的最低点降至髂嵴连线以下，即人在站立时，胃的下缘下达至盆腔。

轻度胃下垂患者并无过多症状，但中度或中度以上胃下垂患者常会出现消化不良、胃肠动力减弱等症状。

3. 急性胃炎

急性胃炎多见于成人，系由各种外在和内在原因所引起的急性且具有广域性的胃黏膜急性炎症。病因多样，可由病毒和细菌感染、药物刺激等引发，其症状表现为恶心、消化不良、腹痛、呕吐等。严重者可出现黑便、呕血及休克中毒等症状。

4. 胃癌

胃癌，其发病率居于我国各种恶性肿瘤首位，是常见的胃部肿瘤。胃癌是胃部疾病病变过程中，由易发生癌变的胃黏膜良性上皮组织发生病理变化所形成的恶性肿瘤。胃黏膜上皮组织的异型增生属于癌前的病变，根据其细胞的异型程度，可分为轻度、中度和重度三个阶段。

引发胃癌的因素很多，如不规律的生活习惯、遗传因素、精神因素、所处的环境因素及饮食习惯等，癌变过程是一个多因素、多步骤、多阶段的发展过程。胃黏膜异型增生和肠上皮化生、慢性胃炎、胃息肉、长期HP感染、手术后残胃等与胃癌的发生也具有一定的关系。

❦ 什么是幽门螺杆菌？

幽门螺杆菌，简称"HP"，在胃黏膜上皮细胞表面常呈典型的螺旋状或弧形，是一种单极、多鞭毛、末端钝圆、螺旋形弯曲的细菌。长2.5～4.0微米，宽0.5～1.0微米。我国是HP的高发区，HP感染与慢性胃炎紧密相关，患有慢性胃病的病人若HP感染，可引发胃肠黏膜糜烂、溃疡，甚至穿孔，更容易引起癌变，严重的会威胁生命。

胃部出现病痛的诱因多种多样，平时可多以动作疗法调养脾胃，增加胃动力。本案患者以中药调理两月有余，配合我所授循经养胃法，症状已明显减轻，三月后症状消失，至今未见反复。

第三节　微锻炼之强健我们的胃

| 动作名称 | **循经养胃法** |

附赠养生操视频
扫码即看动作教学

动作详解 ·······

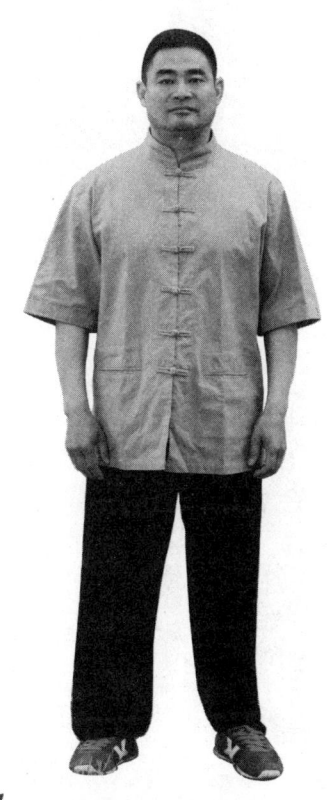

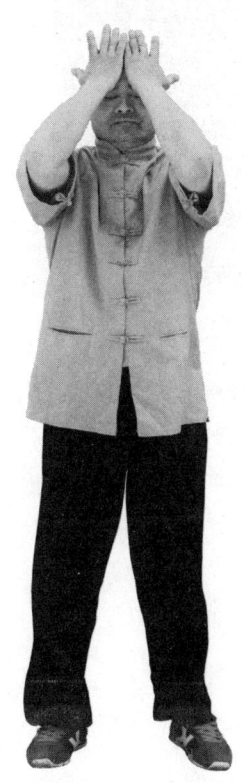

2. 随吸气之势，两手手心向上，由腹前自然抬起，两掌之间劳宫穴对准头维穴轻轻按揉至吸气尽。

1. 取站姿，双脚平行开立，略宽于肩，双手自然垂放于双腿两侧。

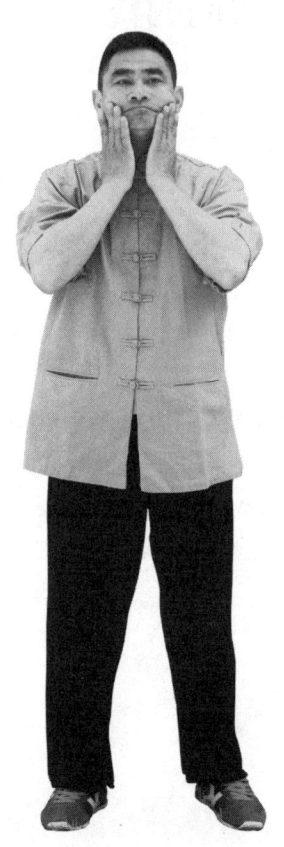

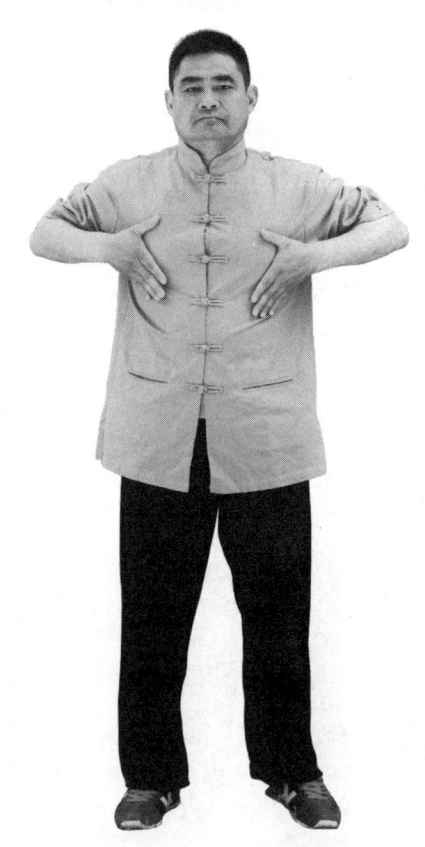

4. 下行至胸部两手拇指尖相对，劳宫穴按在乳中穴上，指尖向下，两拇指相对应。

3. 随呼气之势两手经面部向下抚摸，中指经胃经之首承泣穴，五指舒开抚平于面，如擦脸之形。

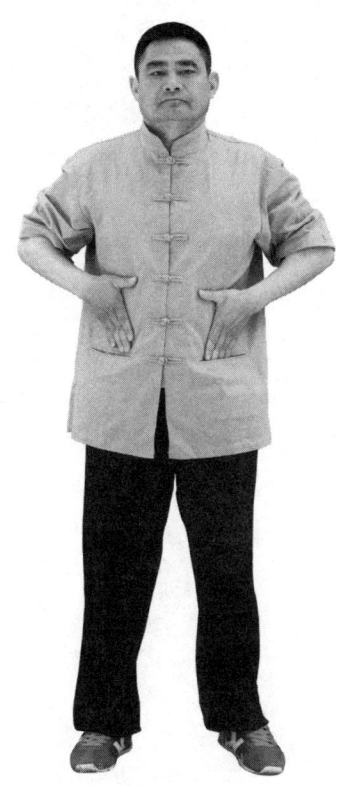

5. 下行推至小腹处（经乳中，走天枢、水道、归来而下气冲穴，呼吸循足阳明胃经而下至足次趾之厉兑穴），后双手自然垂落，同时，脚趾连续做抓地放松的动作。该动作可连做7次，但最多不可超过35次。

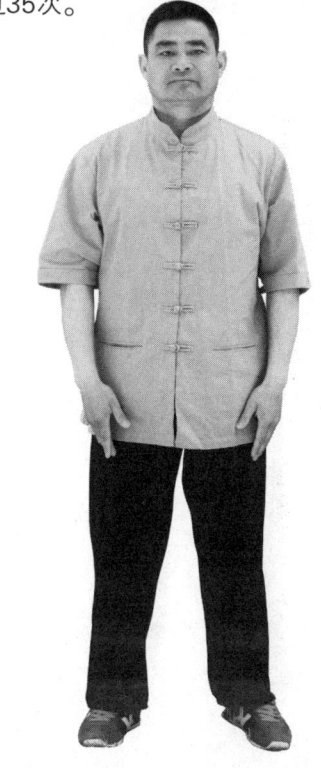

动作理论依据：《黄帝内经》

动作疗效：

循经养胃法的动作可以消胃部胀满、增进食欲、缓解胸间郁闷，对缓解绕脐腹痛、腹泻、肠鸣、腹胀、便秘等有一定的辅助作用。

动作名称　**展伸疏引法**

动作详解 ······························

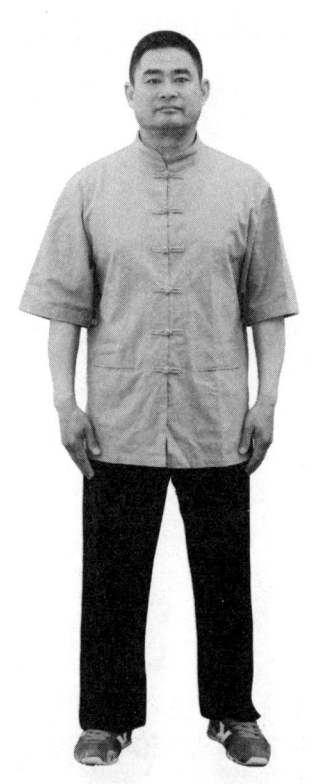

1. 取自然站姿，两腿分开同肩宽，两臂自然下垂。

2. 双手平端腹下，手心向上，随着慢慢吸气，手缓缓沿腹胸中线上升。

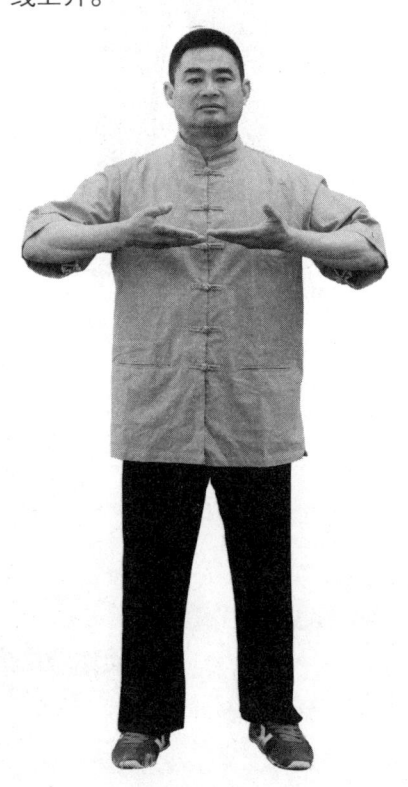

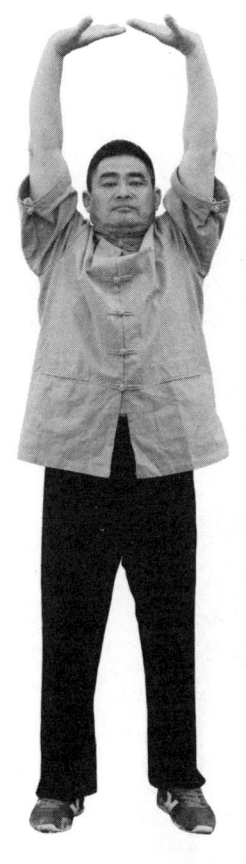

3. 上升至头顶，双手开始翻掌，中指相对，向上拉伸。

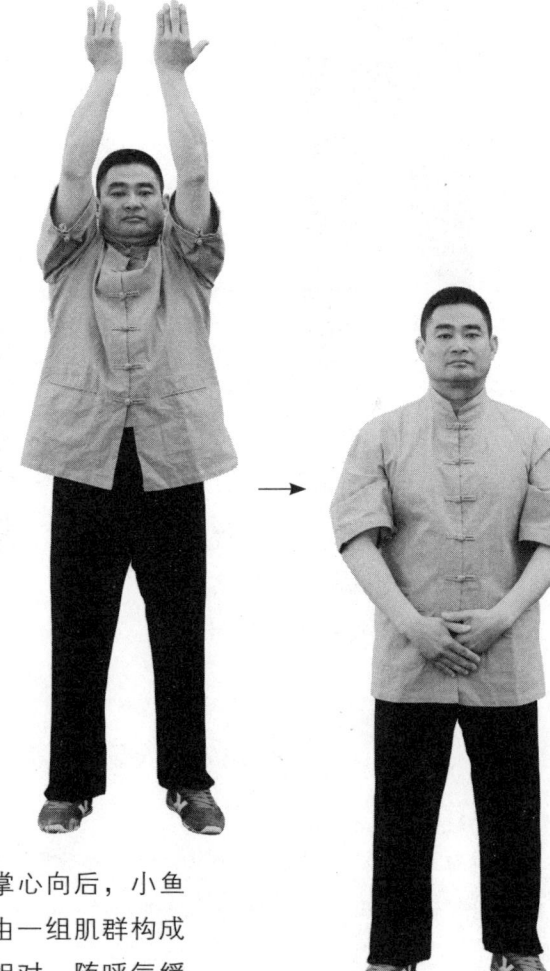

4. 缓缓反掌，掌心向后，小鱼际（手掌外侧缘由一组肌群构成稍隆起的部位）相对，随呼气缓慢下垂，自然下落至下丹田。

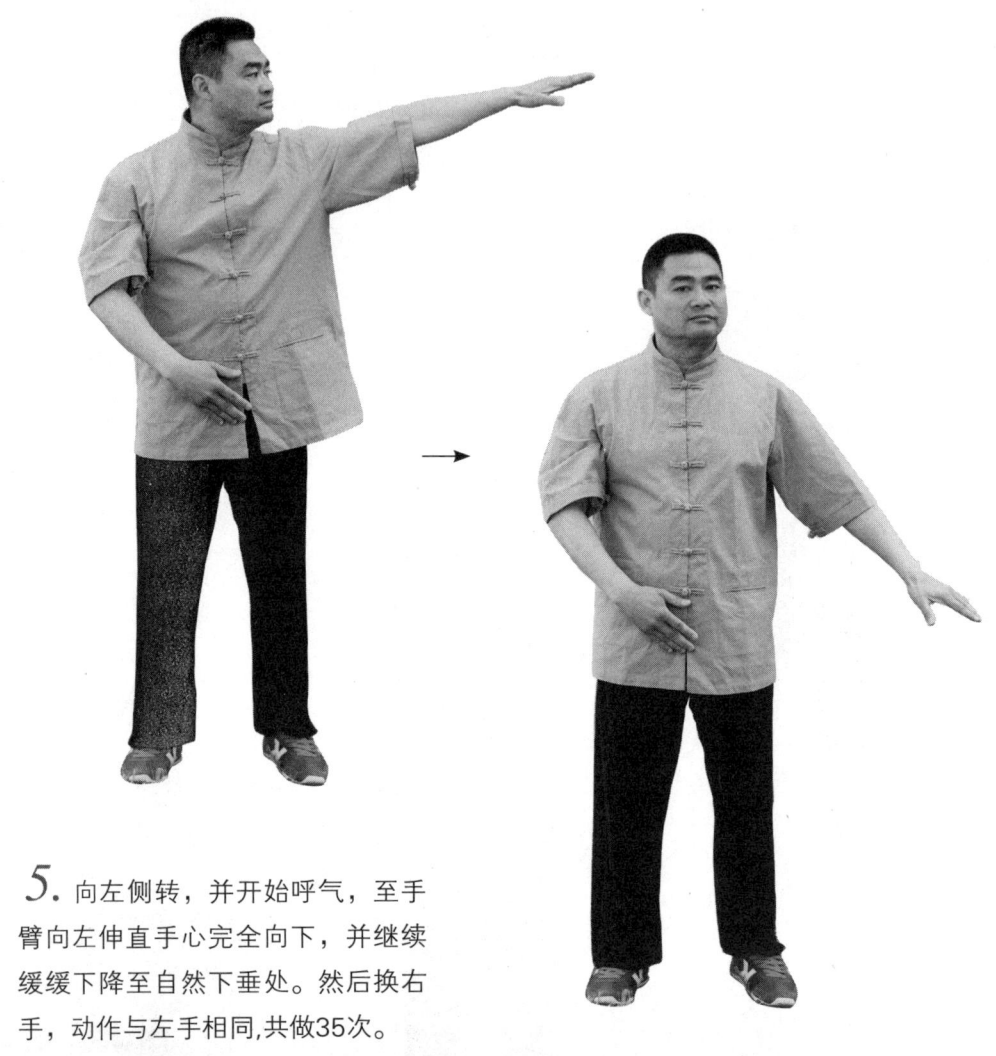

5. 向左侧转，并开始呼气，至手臂向左伸直手心完全向下，并继续缓缓下降至自然下垂处。然后换右手，动作与左手相同,共做35次。

动作出处及依据：八段锦

动作疗效：

　　展伸疏引法动作能够调理肠胃，增加胃动力、促消化、强健脾胃，可用于辅助调理食欲缺乏、消化不良、腹部隐痛、腹泻、便秘、反酸及身体乏力等症状。

第四节 养胃的诀窍

防范胃病，我们要做些什么？

胃病现已成为当下患病率最高的疾病，其病症表现多样化，多为不规律的饮食习惯所致，现针对胃病的防治进行简单的阐述，希望能对大家有所帮助。

1. 养成饮食规律的习惯

规律、健康的饮食应该做到定时定量，合理地营养搭配，对于刺激性食物（过酸、过辣等）及生冷不易消化的食物应尽量减少或避免摄入。进食过程中要细嚼慢咽，使食物充分与唾液混合，有利于消化和减少胃部的刺激，同时不要暴饮暴食。

对于胃病患者，更应尽量做到定时进餐，可采用多餐少食的方式减轻胃的负担，胃中经常存有少量食物，以中和胃内过多的胃酸。对于患有严重胃病的病人，建议食用营养丰富、易于消化的食品（如粥、面、牛奶等），还可多吃点蜂蜜，因为蜂蜜有抑制胃酸分泌、促进溃疡愈合的功能。

2. 不要吞咽口腔、咽喉中的带菌分泌物

不要将痰液、鼻涕等带菌分泌物吞咽入胃中，特别是患有口咽部感染时，该行为可诱发慢性胃炎。

3. 戒烟限酒

烟草中含有促使胃酸分泌的有害成分，胃酸过多会对胃黏膜产生刺激。过量吸烟还会引起胆汁的反流，伤害巨大。而长期饮用烈性酒或过量饮酒都可能导致胃黏膜充血，出现水肿甚至糜烂的症状，会使慢性胃炎的发病率提高。因此，应戒烟限酒。

4. 减少服用对胃有刺激性的药物

长期服用对胃黏膜有刺激性的药物，可造成胃黏膜损伤而出现炎症或溃疡。

5. 保持情绪愉悦和精神放松

过度的精神刺激及情绪波动，如长期紧张、悲伤、忧郁等，会促使迷走神经功能紊乱，引发大脑皮层的功能失调，从而直接导致胃壁血管痉挛性收缩，进而诱发胃炎、胃溃疡等病症。因此，在日常生活中，要保持情绪的愉悦和精神的放松。

防治胃病，我们应该怎么吃？

1. 少食油炸食物

油炸食物不易消化，且会加重消化道负担，引起消化不良。同时，还会导致血脂增高，危害健康。

2. 少食腌制食物

腌制食物中含有过多盐分，经过微生物等作用可转化为亚硝酸盐，而亚硝酸盐与人体内的胺类物质结合可生成亚硝胺这种致癌物，因此不宜多吃。

3. 少食生冷及刺激性食物

生冷及刺激性食物对消化道黏膜具有较强的刺激作用，容易引起腹泻或消化道炎症。

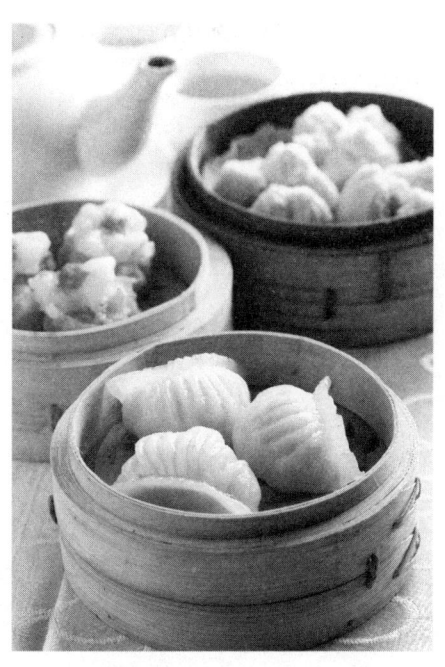

4. 养成规律饮食习惯

每日三餐定时，时间一到就应主动进食，养成每餐食量适度，避免过饥或过饱。定时定量，有规律地进餐，有助于消化腺分泌，更利于人体消化吸收。

5. 合理安排饮水时间

用餐时饮水及餐后立即饮水，会稀释胃液，影响胃对食物的消化。最佳的饮水时间应是晨起后空腹饮用一杯温水，以及在进餐前一小时左右饮用。

6. 进食时要细嚼慢咽

咀嚼食物次数愈多，口腔分泌的唾液与食物的融合愈加充分，食物进入胃以后胃肠消化负担愈小。

7. 多食用富含维生素C的食物

维生素C对胃有保护作用，保持胃液中正常的维生素C的含量，能有效保护胃部并增强胃的抗病能力。因此，要多吃富含维生素C的蔬菜和水果。

针对胃病症状，我们应该怎么吃？

现代社会胃病患者人数逐年攀升，现列举一些针对不同胃病的健康饮食原则，供大家参考。

1. 胃溃疡

（1）注意定时定量，多餐少食（每日约5～6餐），避免过饥过饱，选用营养价值高且易消化的具有护胃滋养功效的食物。

（2）宜用蒸、煮、汆、烩等烹调方法。

（3）避免食用过甜、过酸、过冷、过热及辛辣等刺激性食物，忌食粗纤维较多、不易消化的食物。

2.浅表性胃炎

（1）注意定时定量，多餐少食（每日约5~6餐），可食用奶油和黄油（可抑制胃酸分泌）、苏打饼干、多碱馒头、无糖牛奶等。

（2）宜用蒸、煮、汆、烩等烹调方法，忌用煎、炸、烹、溜及生拌的食物。

（3）避免饮用咖啡、浓茶、烈酒及食用过辣、过酸、过甜的食物，忌食粗纤维多的蔬菜。

3.萎缩性胃炎

（1）注意定时定量，多餐少食（每日约5~6餐），选择易消化的食物。

（2）宜进食新鲜绿叶蔬菜，富含优质蛋白质、含铁丰富的食物，有助于胃液分泌。

（3）避免食用含碱多的面条、馒头，以及奶油、黄油等能中和胃酸分泌的食物。

小贴士：养胃小秘诀

1. 早吃好，中吃饱，晚吃少

多餐少食，饭只吃七分饱，切忌暴饮暴食，并养成"早吃好，中吃饱，晚吃少"的规律饮食习惯。

2. 少食刺激性食物

多吃素菜和粗纤维食品，减少辛辣、油炸、烟熏食物的摄入；减少过酸、过冷等强烈刺激的食物摄入。少饮或不饮酒，少饮浓茶、咖啡等。

3. 积极食疗及按摩保健

在当令时节，食用羊肉等温热食物用以温补养胃。患有胃寒病症的病人亦可进食；多食用大蒜，可起到消毒杀菌及帮助消除炎症的作用。

银耳、红枣、枸杞、核桃等亦可适量食用。

另外，饭后、睡前可以搓热双手以肚脐为中心顺时针环摩，完毕继续搓热双手按摩小腹。这样按摩可消除肠胃胀满之感，提高胃动力，促进胃消化，对胃起到温阳的作用。

第七章 『小肠』之受盛化物

小肠位于腹中，是食物消化吸收的主要场所，上端接幽门与胃相通，下端经阑门穴与大肠相连，全长约 3～5 米，依据其形态和结构变化分为十二指肠、空肠和回肠三部分。

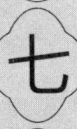

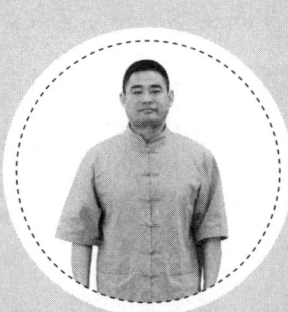

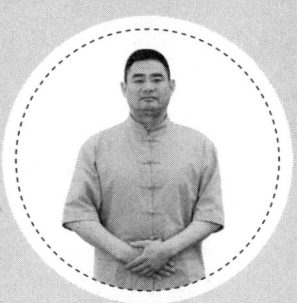

第一节　小肠——受盛之官，化物出焉

病　案

2023年8月，一位五十多岁的男性患者捂着肚子走进了诊室。他看上去有些憔悴，脸色苍白，额头上冒着冷汗。刚一坐下，他就急切地描述起自己的症状，最近几个月，他的腹部经常出现钝痛，餐后或情绪激动后疼痛尤其明显。疼痛的位置主要集中在腹部中部，有时会扩散到整个腹部。最近两天，疼痛发作得逐渐频繁，让他无法正常工作和生活。除了腹痛，还出现了腹胀的症状，即使少量进食也会感到不适。他偶尔还会呕吐，排便次数也逐渐减少，甚至一连几天都没有排便排气，大便变得干燥、硬结，难以排出，肚子里像是有什么东西堵住了一样，有时还需要吃泻药通下。几次求医问诊，症状都时好时坏，听人介绍，来我这里就诊。

检　查

听完他的症状描述，我又深入询问了他的生活习惯、饮食习惯及家族病史。了解到他平时脾气较为暴躁，常在饭桌上跟家人动怒。平日喜欢吃凉拌菜，天气炎热时，喜食雪糕冷饮。平时生活较为规律，家族内并无相关病史。

我仔细观察了患者的舌象，发现他的舌苔薄白，舌质偏淡。脉象则细而无力。进行腹部检查时，发现他的腹部有些膨隆，轻轻按压便有疼痛感。细听腹部，肠鸣音微弱。

诊　断

此案患者平日喜食生冷食物，且因恼怒触动肝气，致使饮食停留在肠中，结而不下，所以腹痛难忍。肠结不通，胃气不能下行，于是转而上行与热相并作呕吐。

根据这些症状体征结合脉象，我诊断他的情况为肠结，即西医所说的慢性肠梗阻。病位主要在小肠。

溯源

肠结最为紧要之证，恒于人性命有关。或因常常呕吐，或因多食生冷及硬物，或因怒后饱食，皆可致肠结，其结多在十二指肠及小肠间，有结于幽门者。

——《医学衷中参西录》

本案患者病机便是如此，与古籍相合。

小肠位于腹中，是食物消化吸收的主要场所，上端接幽门与胃相通，下端经阑门穴与大肠相连，全长约3～5米，依据其形态和结构变化分为十二指肠、空肠和回肠三部分。

食物经过小肠内胰液、胆汁和小肠液的化学性消化，以及小肠运动的机械性消化作用后，被分解为可吸收的小分子物质，并经小肠黏膜吸收。

小肠的运动形式及作用

小肠的运动分为紧张性收缩、分节运动及蠕动。

1.紧张性收缩

紧张性收缩是小肠其他运动形式有效进行的基础，可使肠腔内保持一定压力并使小肠在腹腔内保持一定的形状和位置，有利于对食物的消化和吸收。

当小肠紧张性降低时，肠壁压力小，小肠内的食糜与消化液混合不充分，则消化过程推进缓慢。反之，当小肠紧张性升高时，小肠内的食糜与消化液混合充分，则消化过程加快。

2.分节运动

小肠的分节运动是一种以环行肌为主的节律性收缩和舒张运动，作用是使食糜与消化液充分混合，增加食糜与肠黏膜接触，有助于消化和吸收。

3. 蠕动

小肠蠕动通常重叠在节律性分节运动上，两者经常并存，作用是将食糜推送到一个新肠段，以便开始新的分节运动。小肠蠕动的速度很慢，通常每次蠕动只把食糜推进一段很短的距离后即消失。但小肠还有一种传播速度很快、距离较远的蠕动，称为蠕动冲，它可把食糜从小肠始端一直推送到小肠末端甚至还可推送至大肠。

而在十二指肠与回肠末端，时常还会出现与蠕动方向相反的逆蠕动，食糜可以在这两段内来回移动，这种逆蠕动有利于食糜的充分消化和吸收。

❧ 西医中小肠的功能

1. 吸收功能

小肠是消化管中最长的部分，是吸收的主要器官，而小肠绒毛则是吸收营养物质的主要部位。小肠内的营养物质在经过小肠绒毛时被吸收，这个吸收的过程包括自由扩散、协助扩散、主动运输、胞吐和胞吞等。

2. 消化功能

小肠壁、肠腺分泌肠液进入小肠腔内，而胰腺分泌的胰液、肝脏分泌的胆汁，也通过导管进入肠腔内。这些消化液促使食糜变成乳状，再经消化液中各种酶的作用，使食糜中的脂肪最终分解为甘油和脂肪酸，淀粉最终分解为葡萄糖，蛋白质最终分解为氨基酸，各种营养成分都被小肠绒毛内的毛细血管吸收，直接进入血液，而食物残渣、部分水分和无机盐等则借助小肠蠕动被推入大肠。不能消化的食物残渣与水在大肠中混合成粪便，经由肛门排出体外。

3. 分泌功能

小肠的分泌功能主要是由小肠壁黏膜内的腺体（十二指肠腺和肠腺）完成，并分泌出小肠液。小肠液的作用主要是进一步分解糖、脂肪、蛋白质，使它们成为可吸收的物质。

中医：小肠的"受盛化物"与"泌别清浊"

这是小肠的两大生理功能。"受盛"，即接受之意；"化物"，即消化吸收之意。当小肠接受胃腑下传的经初步消化的食物时，其起到受盛容器的作用；然后经初步消化的食物在小肠内进行进一步消化，将水谷"化物"为精微和糟粕。

"泌"，即分别之意；"清"，即水谷精微；"浊"，即指食物中的糟粕。"泌别清浊"是指小肠在对初步消化的食物进行进一步消化的同时，随之将精微与糟粕分离。

第二节 常见的小肠疾病

小肠类疾病，常见的有小肠疝气、消化吸收不良综合征、肠梗阻等。

1. 小肠疝气

疝气是指人体组织或器官一部分离开原来部位，通过人体间隙薄弱或缺损处进入另一部位。小肠疝气是一种多发病，其症状主要表现为在腹股沟区会出现可复性肿块。

小肠疝气分为先天性及后天性，先天性多为腹膜鞘状突未闭、腹内斜肌下缘高位等。后天性多由外伤、炎症、感染等致使腹内压力增高，手术切口或引流口愈合不良，慢性咳嗽，慢性便秘，晚期妊娠，腹水，举重及腹内肿瘤等引发。

小肠疝气不及时治疗会影响人的正常发育及生育，诱发其他疾病，影响消化系统的正常生理功能，严重的会对生命造成威胁。

2. 消化吸收不良综合征

消化吸收不良综合征是由多种原因引起的小肠消化、吸收功能减弱，以至于营养物质从粪便中排除无法被小肠吸收，从而导致营养缺乏的临床综合征。患者多有四肢末梢感觉异常、人体消瘦、腹部轻压有痛感，并出现水肿、舌头溃疡等症状。

3. 肠梗阻

肠梗阻是指由多种原因引发的肠道通过障碍而使得肠道及全身出现病理变化，是种常见的外科急腹症，可发生在任何年龄。肠梗阻表现为呕吐腹胀、阵发性腹部绞痛及肛门不排气不排便。

本案患者所患便是典型的肠梗阻，用中药及针灸解除梗阻后，以健脾和胃的中药调养，配合我所授推拿脘腹操，三个月后病症消失，至今未有复发迹象。日常生活中，除了注意饮食之外，可多做接下来我所讲述的养生操，维护小肠健康，增强肠道功能，预防肠道疾病。

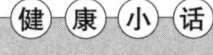

健 康 小 话

如何保护我们的小肠？

①**调整饮食结构：**应保持足够的膳食纤维摄入，以促进肠道蠕动。同时，减少高热量、高脂肪食物的摄入，以减轻肠道负担。

②**维持良好的生活习惯：**保证充足的睡眠和规律作息，避免过度劳累和压力过大。

③**保持肠道菌群平衡：**可以通过适当摄入益生菌、益生元等方式来调节肠道菌群平衡。

④**定期进行体检：**定期进行肠道检查可以及时发现肠道问题，如炎症、息肉等，及时进行治疗，避免病情恶化。

⑤**注意个人卫生：**保持良好的卫生习惯，如勤洗手、不喝生水、不吃过期食品等，可以减少肠道感染的风险。

第三节　如何锻炼我们的小肠

附赠养生操视频
扫码即看动作教学

动作名称　**推拿脘腹**

动作详解 ···

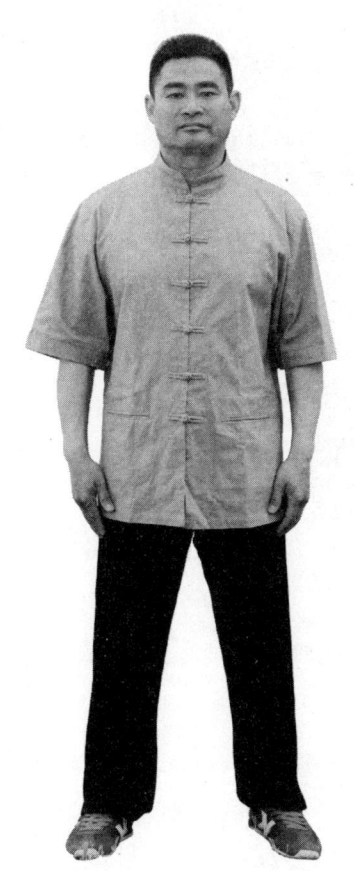

1. 两脚分开平行站立，略宽于肩。

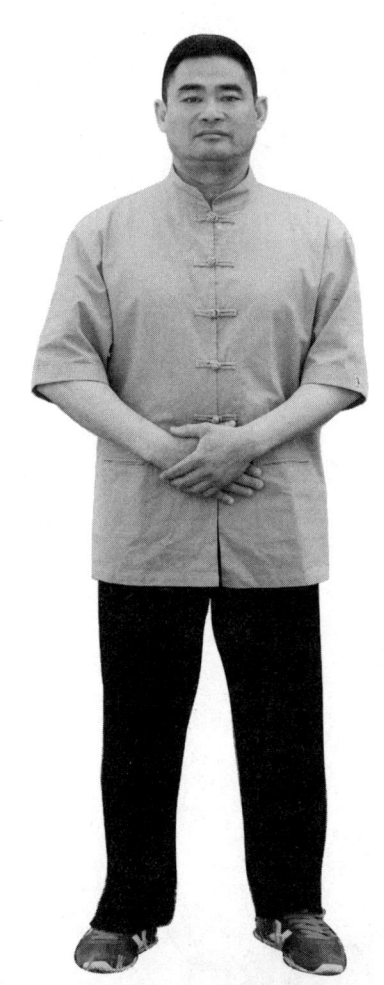

2. 双手叠掌，以脐为圆心，先沿顺时针方向从小到大做圆形摩腹动作72次后，再沿逆时针方向从大到小摩动72圈返回。

动作理论依据：《黄帝内经》

动作疗效：

推拿脘腹，能促进脾胃运化功能，调理脾胃、顺气通络、消积化滞。对调理腹胀、腹痛、呕吐、肠鸣、消化不良、头痛失眠及便秘等症状具有明显的功效。

第四节　保护小肠，午餐要吃好

现在很多人对午餐不够重视，但是午餐对小肠特别重要。午餐一定要吃得有营养、吃得健康，这样才能充分激发我们小肠的生理功能。因此，午餐要吃暖软的食物，不要吃生冷坚硬的食物，以免增加小肠的负担，进而影响其他消化器官的生理功能。

午餐最宜摄入的食物

1. 蛋白质和胆碱含量高的食物

如肉类、鱼类、禽蛋和大豆制品等食物，这类食物中含有的优质蛋白可使血液中酪氨酸增加，使头脑保持敏锐清明。

2. 脂肪含量低的食物

如鲜果或果汁、牛奶、豆浆等，可使人的大脑反应灵活，思维敏捷。

午餐最忌多食的食物

1. 碳水化合物含量高的食物

如米饭、面条、面包和甜点心等食物，这类食物富含糖和淀粉，食用过多会使人感觉疲倦，难以集中精力。

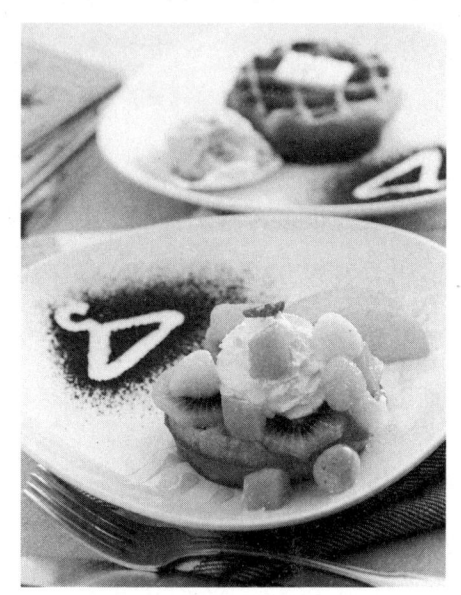

2. 方便面、西式快餐

这类食物中营养成分含量少，不利于补充营养。

余大夫贴心提示

未时——小肠经当令

未时（13：00—15：00），这段时间小肠经最旺盛，所以午餐一定要吃得营养与丰富，这样才更利于小肠"泌别清浊"，对营养物质的更好吸收。

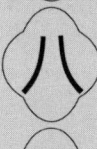
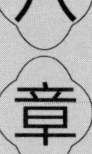

第八章

『大肠』之传道

大肠是对食物残渣中的水液进行吸收，并将食物残渣（自身）形成的粪便排出体外的脏器，分为盲肠、阑尾、结肠、直肠和肛管。

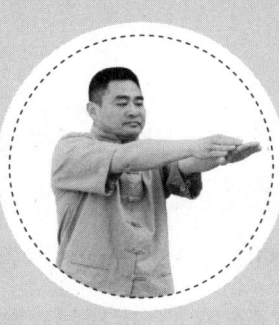

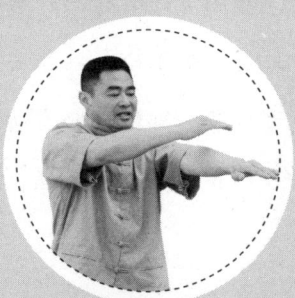

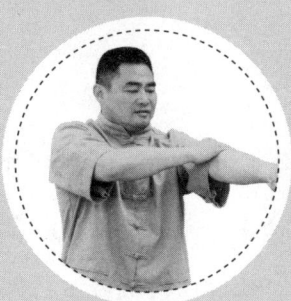

第一节　大肠——传道之官，变化出焉

病　案

2022年6月，诊室迎来了一位四十多岁的男性患者。他步履沉重缓慢，每一步都显得有些吃力，面色青黄，看起来有些憔悴。整个人情绪低落，精神萎靡，身形消瘦。显然，长期的病痛给他带来了不小的困扰。据他描述，自己已腹痛、腹胀半年有余，并偶尔伴有腹泻、打嗝等症状。平时则神疲乏力，肢体倦怠。一个月前因食生冷，症状突然加重，每日均会腹痛，通常在早晨起床时最为明显，排便后会有所缓解。每日排便次数增多，粪便稀溏。以西医治疗多次，效果不佳，想以中医调理，于是前来就诊。

检　查

听完他的症状描述，我又深入询问了他的生活习惯、饮食习惯及家族病史。了解到他生病之前喜欢过量食用油腻、甜腻及生冷的食物，饮食也不够规律，经常熬夜工作。生病后，饮食以清淡为主，但稍不注意多食油腻就会引发腹泻。家族内并无相关遗传疾病。

我仔细观察了患者的舌象，发现他的舌质偏红，舌苔黄腻。脉象则细小弦滑。腹部触诊过程中，发现他的腹部柔软但略带紧张感，肠道有轻度压痛感。

诊　断

患者长期饮食不节，过食膏粱厚味与生冷食物，同时，由于过度劳累，久病缠绵，导致脾胃虚弱，影响脾胃的运化功能，使水谷糟粕混杂而下，在肠内滞留，致使出现腹胀、腹痛、腹泻等症。

根据这些症状体征结合脉象，我诊断他的情况在中医上属于泄泻，在西医上属于溃疡性结肠炎。病位在大肠、脾、胃。

在中医理论中，大肠被称为"传道之官"，主要功能是传导糟粕，它的健康与否直接关系到身体的消化、吸收和排泄功能。因此，我们在日常生活中，应对大肠健康状况多加关注。接下来，请跟我一起了解大肠的基本知识。

溯源	食饮不节，起居不时者，阴受之，阴受之则入五脏，入五脏则䐜满闭塞，下为飧泄，久为肠澼。
	——《太阴阳明论》
	本案患者便是因饮食失调，作息不规律引发的腹泻症状，治疗时，应以和胃开脾止泻为主。

大肠是对食物残渣中的水液进行吸收，并将食物残渣（自身）形成的粪便排出体外的脏器，分为盲肠、阑尾、结肠、直肠和肛管。

大肠是人体消化系统的重要组成部分，居于腹中，上口在阑门处接小肠，下端连接肛门。大肠也是一个官腔性器官，呈回环叠积之状，主要有传化糟粕与主津的生理机能。大肠在外形上与小肠有明显的不同，大肠口径较粗，肠壁较薄，盲肠和结肠还具有三种特征性结构。

①在肠表面，沿着肠的纵轴有结肠带，由肠壁纵行肌增厚形成；

②由肠壁上的横沟隔成囊状的结肠袋；

③在结肠带附近由于浆膜下脂肪聚集，形成许多大小不等的脂肪突起称肠脂垂。

中医认为，大肠具有"传化糟粕"与"主津"的功能，其"传化糟粕"与"主津"的生理机能如果失调，则会导致身体不适进而引发病症。

如果大肠传化糟粕的机能失常，会使排便异常，出现大便秘结或者泄泻。若大肠有湿热郁结，则还会出现腹痛、下痢脓血等病症。

如果大肠主津机能失常，水与糟粕俱下则会出现肠鸣、腹痛、泄泻等病症；若是大肠实热，肠道失润，又会导致大便秘结不通。

第二节　常见的大肠疾病

大肠的健康与我们的日常生活关系密切不容忽视，以下介绍几种常见的大肠疾病，以供大家了解其形成的病因及症状。

✿ 阑尾炎

阑尾炎是外科常见的疾病，是由多种因素引起的炎症性改变。通常分为急性阑尾炎和慢性阑尾炎。

急性阑尾炎的主要特征表现为腹痛，初期表现为中上部腹部或肚脐周围疼痛，数小时后转移至右下腹。单纯性阑尾炎可能会伴有恶心、呕吐及排便次数增多等胃肠道症状。在此过程中还伴有低热情况，如果尾坏疽、穿孔或已并发腹膜炎，则会出现高烧。急性阑尾炎会导致腹部压痛和反跳痛，腹肌紧张。在早期，尤其是阑尾腔有梗阻时，右下腹还会出现皮肤过敏的现象。

慢性阑尾炎，指的是阑尾急性炎症消退后所遗留的阑尾慢性炎症病变，其又分为原发性和继发性两种。其中，原发性慢性阑尾炎病症发展缓慢，持续时间较长；而继发性慢性阑尾炎则是在首次急性阑尾炎经非手术治愈或自行缓解后，还遗留其临床病症，病程中反复急性发作，久治不愈。其临床上有腹部疼痛、胃肠道反应、腹部出现压痛感等症状。

慢性肠炎

慢性肠炎泛指肠道的慢性炎症性疾病，由病毒、细菌、霉菌、原虫等微生物感染及过敏等原因造成。临床表现为长期慢性消化不良、腹泻及腹痛反复发作等症状，严重时可出现黏液便或水样便的情况。

盲肠炎

盲肠炎是由病毒寄生虫、创伤或开刀后粪便滞留等原因导致的，或是因阑尾在盲肠出口受阻从而出现细菌感染所引发的病症，症状多为食欲差、恶心、呕吐、腹痛。腹痛由上腹开始逐渐转为右下腹，腹痛过程中多伴有发烧症状。

结肠炎

结肠炎（又称非特异性溃疡性结肠炎）是由多种原因引起的结肠炎症性病变，主要症状为腹痛、腹泻、排血便、黏液便、多日不便、消瘦乏力等症状。其发病原因与遗传因素、精神因素及自身的免疫反应有关。

十二指肠溃疡

十二指肠溃疡好发于气候变化较大的冬春两季，是消化性溃疡中的常见类型。发病与遗传、幽门螺杆菌感染、胃酸分泌异常、十二指肠黏膜防御机制减弱、生活及饮食不规律、精神心理因素及吸烟饮酒等密切相关。

十二指肠溃疡临床病症主要表现为上腹部疼痛（灼痛、胀痛、剧痛等）或仅在饥饿时隐痛不适，并发症主要有穿孔、梗阻和出血。

对于十二指肠溃疡的治疗主要使用抑制胃酸分泌、促进肠动力的药物，根除幽门螺杆菌进行症状控制，促进溃疡愈合避免并发症复发。针对出现并发症的状况，建议采取手术治疗。

胃肠神经官能症

胃肠神经官能症又称胃肠功能紊乱，是一组胃肠综合征的总称。其主要由饮食不规律、精神因素、消化不良、胃炎、溃疡等病理性原因导致。精神因素为本病发生的主要诱因，患有该病的患者易引发严重的营养不良及神经性厌食症。

本案患者所患便为典型的结肠炎，经中药调理两个月，配合动作疗法——拍打大肠经，症状已完全消失。大家可以在日常生活中多做我接下来详细讲述的两套动作，调节肠胃，提升大肠功能。

第三节　微锻炼之提升大肠的功能

| 动作名称 | **拍打大肠经** |

动作详解 ··

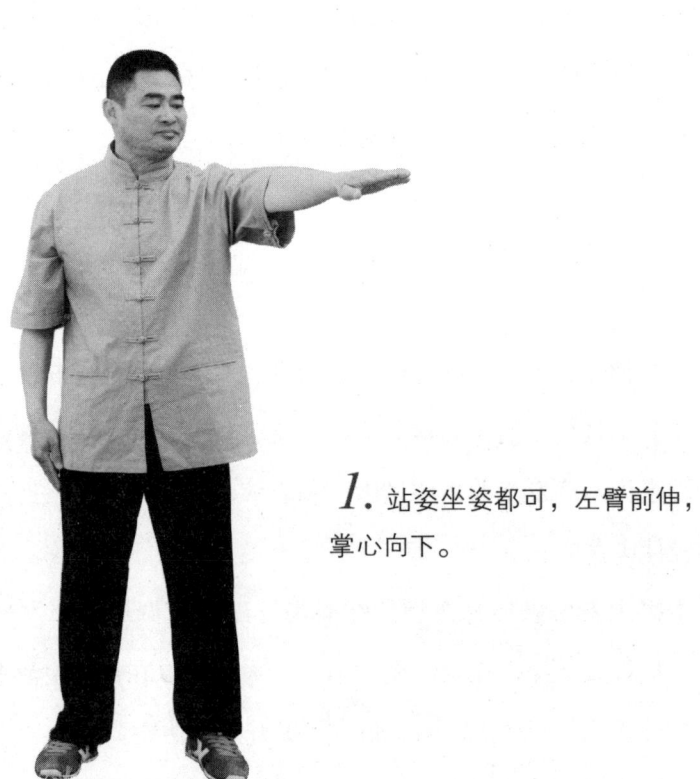

1. 站姿坐姿都可，左臂前伸，掌心向下。

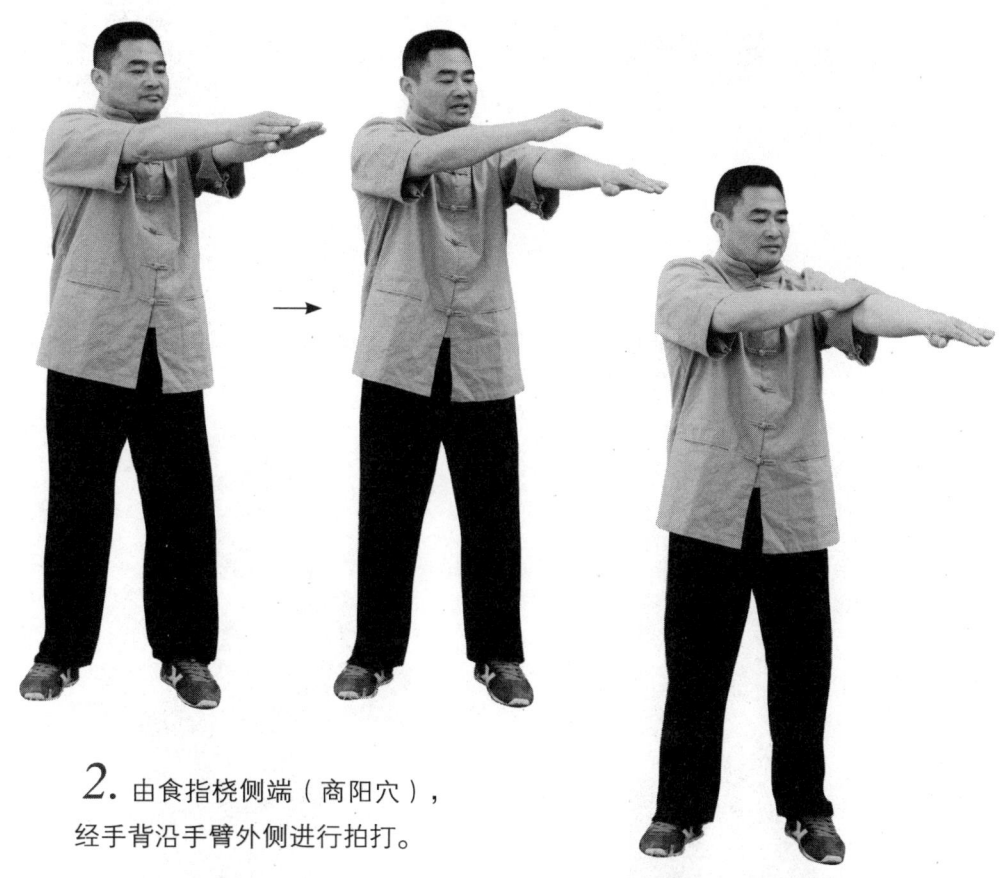

2. 由食指桡侧端（商阳穴），
经手背沿手臂外侧进行拍打。

3. 拍打至肩关节前缘。左
右臂轮换拍打，每次30秒。

动作理论依据：《黄帝内经》

动作疗效：

　　拍打大肠经能够利肠通便、调节肠胃，对缓解便秘、祛湿止泻具有一定
的功效。

动作名称　**大肠推拿**

动作详解 ···

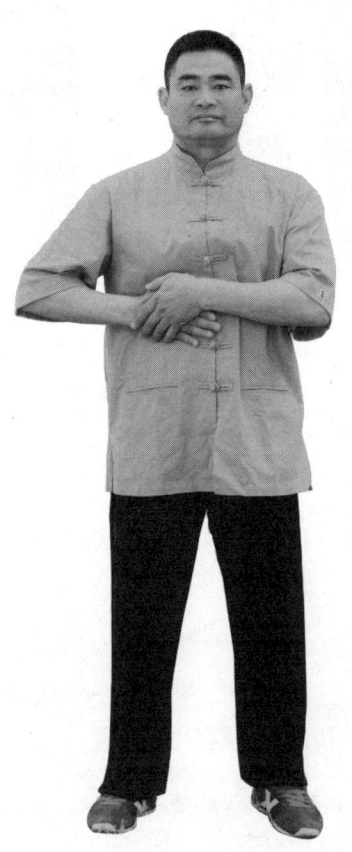

2. 双掌由右下腹推至十二肋下。

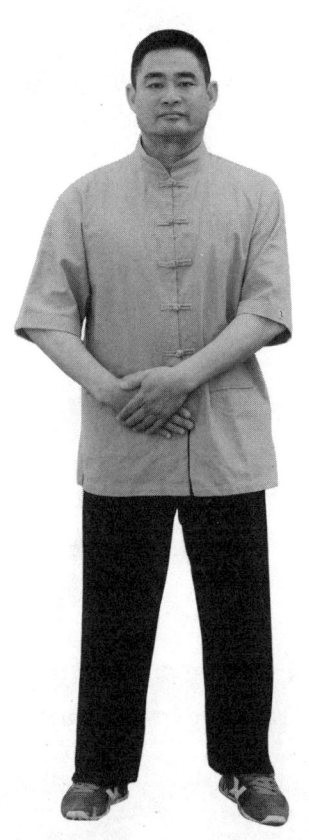

1. 双掌叠掌，沿右下腹上行。

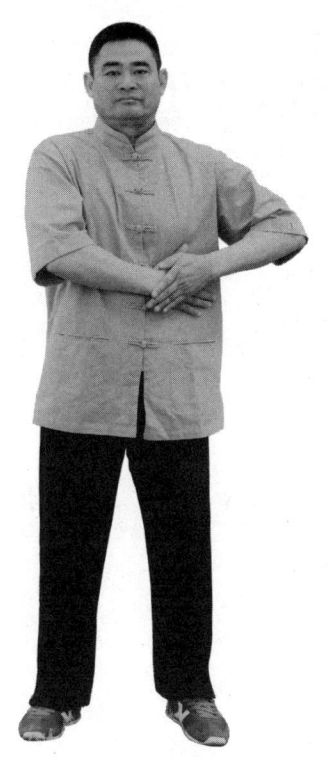

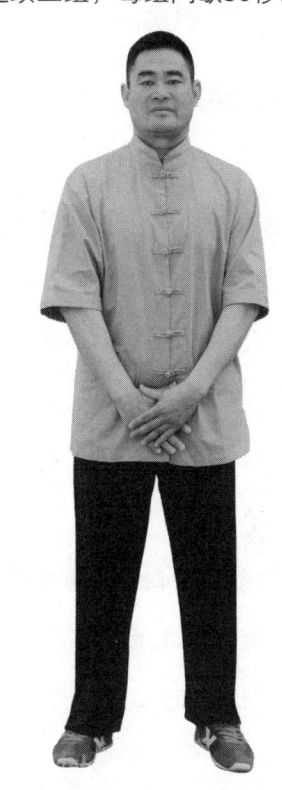

4. 双掌由腹中线继续下推至下丹田。整套动作以15次为一组，连续五组，每组间歇30秒。

3. 双掌由十二肋横推至左肋下行，继续推至左下腹，横推至腹中线。

动作理论依据：《黄帝内经》

动作疗效：

大肠推拿具有清热解毒、开窍醒神、散风消肿、利肠通便及通调气血的功效。

第四节   肠道健康，从今天开始

肠道健康，我们要做些什么？

1. 多饮水，减少肠道毒素吸收

多饮水可溶解体内水溶性的毒素，减少毒素的吸收，缩短粪便在大肠肠道停留的时间，促进新陈代谢。

建议每天清晨空腹喝一杯温开水，能起到降低血液黏度、预防心脑血管疾病的作用。

2. 多食用素食，减轻大肠负担

食用过多的油腻或刺激性食物，在新陈代谢中会产生大量毒素，对肠胃造成巨大的负担。因此，多食用素食，可减轻大肠的负担。

3. 少食用市场上加工后的食品

市场上经过加工后的食品，其中含有较多防腐剂、色素，会增加体内毒素堆积，应多食用新鲜的有机食品。

润肠排毒的食物有哪些?

1. 胡萝卜可增强肠道蠕动

胡萝卜富含糖类、脂肪、胡萝卜素、维生素A、维生素B1、维生素B2、花青素、钙、铁等营养成分。其含有植物纤维，吸水性强，可加强肠道的蠕动，具有通便防癌的功效。

2. 葡萄有润肠的功效

葡萄富含矿物质、钙、钾、磷、铁及多种维生素和人体所需的氨基酸，具有补气血、益肝肾、生津液、利小便的功效。

3. 无花果清肠胃

无花果含有机酸和多种酶，具有消肿解毒，健胃清肠，治疗肠炎、痢疾、便秘、痔疮等功效。

4. 黑木耳能治肠风便血

黑木耳富含蛋白质、脂肪、碳水化合物、粗纤维、钙、磷、铁以及维生素B1、维生素B2等。黑木耳具有补气血、润肺益胃、润燥利肠及治疗血痢、肠风便血、便秘等功效。经常食用还可以有效清除体内毒素。

5. 猪血能除尘

猪血富含维生素B2、维生素B3、维生素C、蛋白质、铁、磷、钙等营养成分。猪血中的血浆蛋白被消化液中的酶分解后，产生一种解毒和润肠的物质，能与侵入人体内的粉尘和金属微粒反应，转化为人体不易吸收的物质，直接排出体外，故猪血有除尘、清肠、通便的作用。

6. 糙米能治疗便秘

糙米是稻谷脱去外保护皮层稻壳后的颖果，内保护皮层（果皮、种皮、珠心层）完好的稻米籽粒。与普通精致白米相比，糙米的维生素、矿物质与膳食纤维含量更丰富。糙米具有治疗便秘，净化血液的功效。

第九章 「胆」者，中精之府

胆，人体内脏器官，呈囊形，与肝相连，它的主要功能为贮存和排空胆汁，并参与食物的消化，是人体六腑之一。

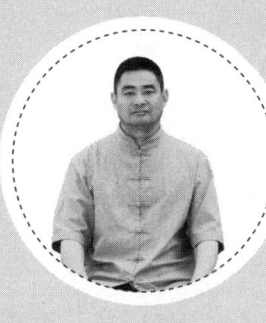

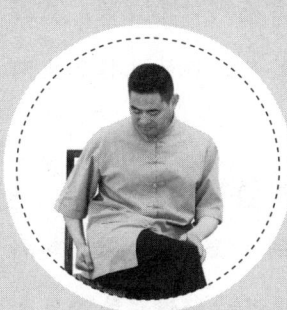

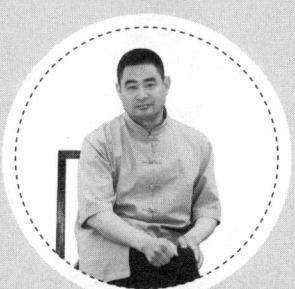

第一节　胆——中正之官，决断出焉

病　案

2022年10月，一位三十多岁的女性患者来到了诊室。据她自述，她的右上腹胀痛已有一年多，尤其是在饱餐或进食油腻食物后，痛感更加明显，有时还会放射到肩部和背部。长期受此困扰，她的睡眠质量严重下滑，经常失眠多梦。早晨醒来时，常常感到口干口苦。在进食后，偶尔出现呕吐、打嗝、腹胀等症状，这些都给她的工作和生活带来了极大的不便。

一个多月前，在参加完饭局后，她的症状突然加重，腹部疼痛难忍。为了寻求有效治疗，她前往医院进行了详细的检查。肝胆脾胰彩超结果显示胆囊壁毛糙，被医生诊断为胆囊炎。尽管经过了中西医的治疗，但效果并不理想，于是前来就诊。

检　查

听完她的症状描述，我又深入询问了她的生活习惯、饮食习惯及家族病史。了解到她是某公司的业务部主管，平时工作繁忙，饮食不规律，经常吃快餐或外卖，且频频参与饭局，饮酒过量。赶项目的时候，有熬夜加班工作的习惯，缺乏足够的休息。

细观她的舌象，发现她的舌质略红，舌苔黄腻。双脉细小弦滑。在触诊时，我发现她的右上腹有明显的压痛感，胆囊区域有明显的肿胀和触痛。

诊 断

此案患者平时饮食不律、不节，多饮酒，过食油腻，这些不良饮食习惯对脾胃和肝胆造成了损伤，使脾胃失和，胃气上逆，出现打嗝、呕吐等症。胆火也因之上逆，使胆汁分泌失调，在胆管内凝结，无法正常输送到肠道参与消化过程，所以，胆囊部位出现钝痛不适的症状。

根据这些症状体征结合脉象，我诊断她的情况在中医上属于胆胀，在西医上属于慢性胆囊炎。病位主要在胆。

溯源

胆胀者，胁下痛胀，口中苦，善太息。

——《灵枢·胀论》

本案患者右上腹肿痛，常感口干口苦，有呕吐、打嗝等症，病机与古籍相合。医治时应以疏肝利胆，调和脾胃为主。

胆，人体内脏器官，呈囊形，与肝相连，它的主要功能为储存和排空胆汁，并参与食物的消化，是人体六腑之一。

胆的主要功能

胆的主要功能有浓缩储存胆汁、排空胆汁、分泌黏液及调节胆道压力。

1. 浓缩储存胆汁

人体内胆囊的容积约50毫升，胆囊借助其自有的浓缩功能（通过吸收胆汁内90%的水分），增大了胆汁的浓度；其储存功能可使胆汁储存量提升至500毫升。

胆汁的储存系在消化期间，通过神经调节，促使胆总管括约肌收缩、胆囊扩张，通过压力差使胆汁进入胆囊。胆汁储存主要发生在夜间人体空腹时，但因括约肌的关闭不完全，仍有部分胆汁进入小肠。

2. 排空胆汁

在胆总管括约肌与胆囊的互相作用下，对胆囊内的胆汁进行排空。胆汁在排空过程中，括约肌松弛，胆囊平滑肌收缩。胆囊最小的排出量约为8毫升，最大的约27毫升，很少出现完全排空的情况。

3. 分泌黏液

胆囊每天大约可分泌20毫升乳白色的碱性液体——黏液，其主要成分为黏蛋白，起到润滑及保护胆囊黏膜的作用。

4. 调节胆道压力

胆总管如果出现阻塞达到四个小时，胆道内压并不会增高，因此，胆囊具有调节胆道内压的作用。但当胆囊切除后，胆总管括约肌作用减弱，胆总管扩张，胆管壁会增厚，黏液腺体增多，以便适应将更多胆汁排入肠道。

胆功能失调，易患慢性腹泻病

胆功能失调，可导致胆汁产生过多，易患慢性腹泻。很多人会出现饭后立即腹泻的症状，如找不到其他原因，应考虑检查是否因胆囊功能失调所致。胆功能失调可导致以下症状：

1. 消化不良

因胆汁生成减少，导致排出不畅；因胆盐的缺乏，影响了脂肪的乳化和吸收。

2. 吸收障碍

因肠黏膜瘀血水肿，导致缺血糜烂，从而妨碍了营养物质的消化与吸收，致使肠腔渗透压增高，使粪便变得稀薄。

3.肠蠕动过快

由自主神经功能紊乱导致迷走神经兴奋性增强，致使肠蠕动加速，造成食物排出过快。

中医学——胆主决断

中医学理论中所称的"胆主决断"是指"胆"有判断事物并作出决定措施的功能。这种论述除分析其生理属性外，还类比于精神活动范畴。

在当今自然环境、社会因素变化的影响下，强烈的精神刺激及情绪波动，会对脏腑气血的正常活动产生影响。胆的决断功能，对消除某些精神刺激或是情绪波动的影响，调节和控制气血的正常运行及维持脏腑相互间的协调关系，起着重要的作用，具有维持精神及脏腑气血活动相对稳定的功能。

胆主决断功能，实际上是与肝主谋虑相关联的。谋虑即思维策划、对比分析、推理鉴别等思维过程。谋虑只有通过决断，才能对上述思维过程作出行为的决定。肝为体、属阴，胆为用、属阳。谋虑为阴，决断属阳。故胆决才能肝谋。

胆主决断与心主神志密切相关。对人的精神活动起主宰作用的即为心，"心藏神，神之主在心"，而胆主决断，二者在神志方面相辅相成，相互为用。

在临床上，胆发病会出现心悸不宁、惊恐畏惧、嗜睡或不眠等症。因此，临床验证心病怔忡时，可从胆治；胆病战栗、癫狂，尤当治心。

黄帝内经认为胆气的壮与弱反映了人体正气的盛衰。正气强盛对外邪具有抵抗作用，内气充实方能主决断而有果敢行为。因此，人决断而果敢，则说明其胆的生理功能处于旺盛状态；如决断不出，则其胆的生理功能处于平静或低下状态。胆的这种生理反应对人体防病治病方面有重要影响。

什么是胆经

胆经，就是"足少阳胆经"的简称，是人体内十二经脉之一，胆经上共有四十四个穴位。

胆经循行路线：起于眼外角，向上行至额角部位，下行至耳后风池穴，沿颈项部至肩上，进入锁骨上窝。直行脉经腋部，沿胸腹侧面，胁肋部在髋关节与眼外角支脉会合，再向下沿大腿外侧、膝外缘，行腓骨之

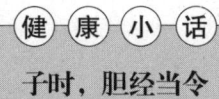

健 康 小 话

子时，胆经当令

子时（23：00—凌晨1：00）胆经最旺，人在子时前入睡，胆方能在完成胆汁新陈代谢过程中发挥最大功效，利于激发骨髓造血功能。反之，子时前不睡者，长此以往，气色会变差，易引发胆结石。

前，达外踝前，沿足背部，止于足第四趾侧端足窍阴。胆经有三个分支；一支从耳部风池穴进入耳中，经耳前到眼角外；一支从外眼角分出，下走大迎穴，与手少阳三焦经会合于目眶下，下经颊车和颈部进入锁骨上窝，继续下行胸中，穿过膈肌，络肝属胆，沿胁肋到耻骨上缘阴毛边际（气冲穴），横入髋关节（环跳穴）；一支从足背上（临泣穴）分出，沿第一至第二跖骨间到大拇指甲后（大敦穴），交于足厥阴肝经。

健 康 小 话

日常生活中如何维护胆脏健康

①坚持清淡的饮食习惯，尽量减少高油、高脂、高糖食物的摄入，多吃清淡、易消化的食物，如核桃、橄榄油、鱼肉等。

②避免暴饮暴食，每餐适量进食，避免过度饱腹，以免刺激胆分泌大量胆汁，增加胆囊负担。

③坚持适量的运动，如快走、慢跑等有氧运动，以促进身体代谢，提高胆蠕动功能。此外，可以尝试敲打胆经，以促进胆汁流动。

④减少辛辣食物的摄入，保持饮食温和，避免刺激胆管诱发胆囊炎等疾病。

⑤保持良好的心态和情绪，避免压力过大和焦虑情绪对胆健康造成影响。

第二节　与胆相关的常见病

胆囊结石、急性和慢性胆囊炎是现今常见的胆类疾病。胆类疾病不容忽视，胆功能失调可直接导致人体的吸收障碍及消化不良。

胆囊结石

胆囊结石的成因系由胆汁中的胆固醇增高，胆汁酸盐或胆汁卵磷脂减少所引起的。胆囊结石形成后反复刺激和损坏胆囊黏膜从而引发慢性胆囊炎。结石梗阻又可形成急性胆囊炎，因结石的长期刺激可进而引发胆囊癌。

胆汁中胆固醇的增高主要系长期进食过多的高胆固醇类食品所致。

急性和慢性胆囊炎

1. 急性胆囊炎

急性胆囊炎主要由神经功能紊乱导致胆汁淤滞不畅，细菌感染及结石和胆囊颈管梗阻所致，其主要症状为恶心呕吐、胃寒发热、上腹持续性疼痛或阵发性绞痛，可由长期进食高油脂和油腻的食物引发。

2. 慢性胆囊炎

慢性胆囊炎是由胆囊内结石长期刺激以致损伤胆囊，引发急性炎症后反复发作导致，其症状为上腹反复隐痛不适、腹胀、消化不良、厌油等，与慢性胃炎等胃病相似。

本案患者所患的便是典型的慢性胆囊炎。经中药加减调理两月余，配合动作疗法——敲打胆经，病症明显减轻，半年后症状消失，至今未有复发迹象。

日常生活中，除了多注意饮食健康外，可多做接下来我所讲述的养生操，舒筋活络，预防胆囊疾病。

第三节　微调理之敲经利胆

| 动作名称 | 敲打胆经 |

动作详解 ....

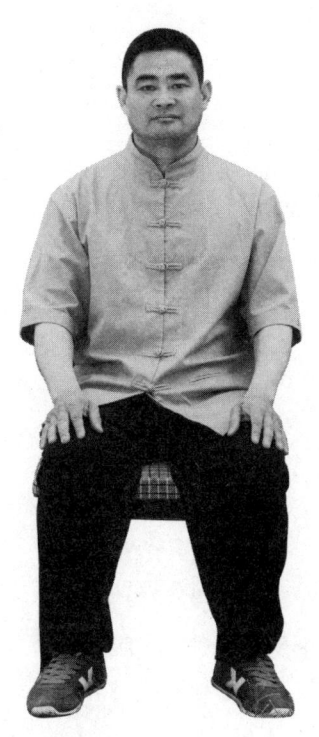

1. 正向端坐于椅子上，双脚与肩同宽，双手自然放于膝盖上。

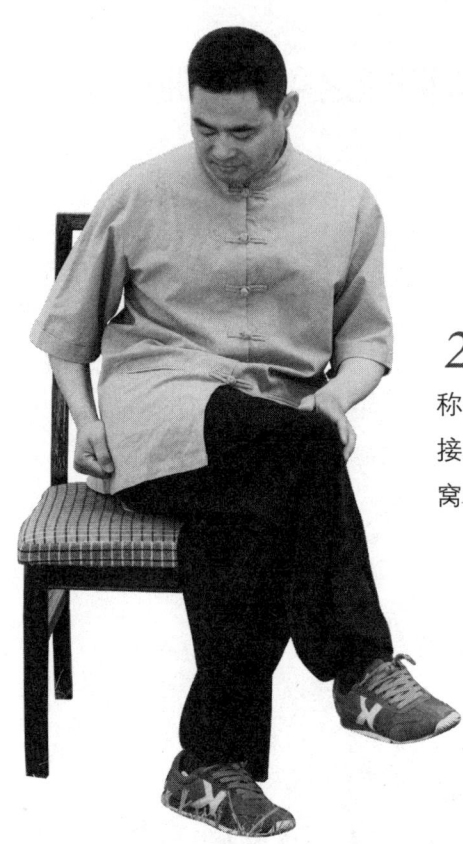

2. 一条腿搭放在另一条腿上（俗称二郎腿），从大腿外侧与盆骨交接处的环跳穴（摸到一个陷下的小窝即是该穴位处）开始敲打胆经。

·动作要领·

敲击时，把手握拳举起后，顺势下落敲打。敲打胆经即从臀部到膝关节这一段（大腿外侧正中间的那条线）。手握空拳，用掌面一侧从臀部往下顺着气血的流向（从上往下）缓慢拍打，直到膝关节处。两侧都要拍打。由于大腿肌肉和脂肪很厚，因此，必须用力敲打，而且以每秒大约两下的节奏敲，才能有效刺激穴位。

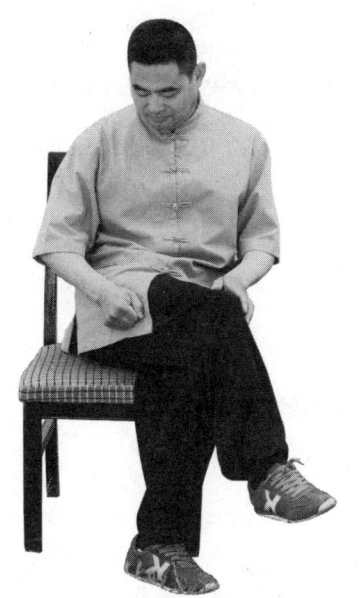 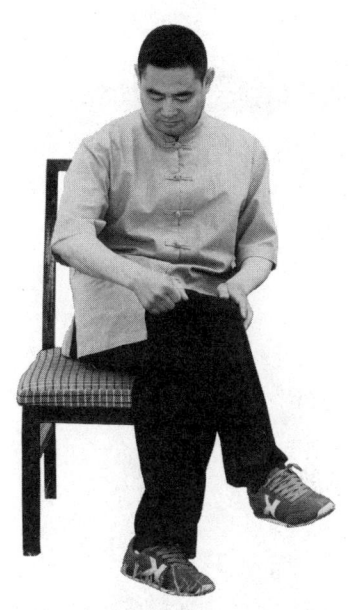

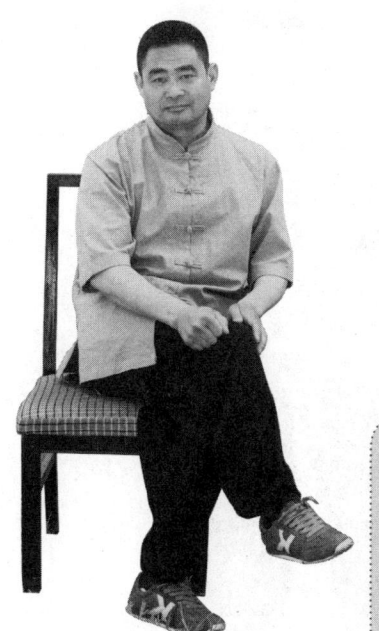

3. 从大腿外侧与盆骨交会处向膝盖方向敲打。每四下为一组，反复敲击十二组。

动作理论依据：《黄帝内经》

动作疗效：

敲打胆经能够促进胆汁分泌、增加气血、舒经活络、祛风除湿、通利关节。可缓解月经失调、失眠、膝肿麻木等症状。

动作名称 **叩经利胆**

动作详解 ···

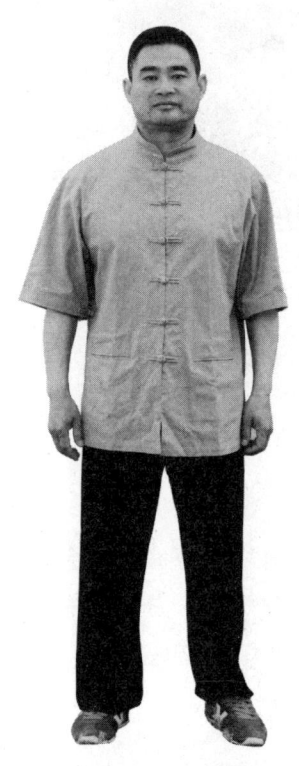

2. 双脚踮起，脚尖贴地，脚后跟离地，保持30秒。

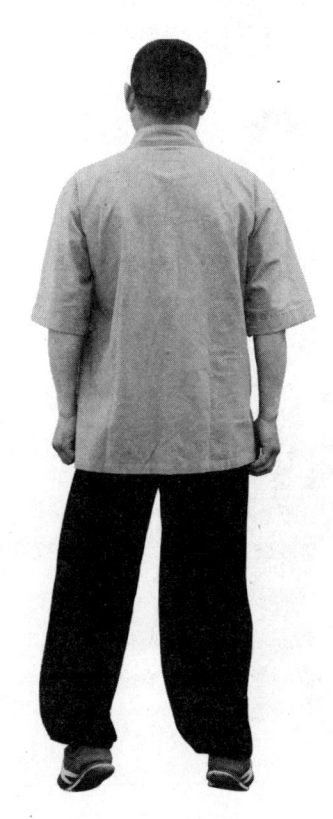

1. 取正向站姿，双脚平行开立，略宽于肩，双手放于双腿两侧。

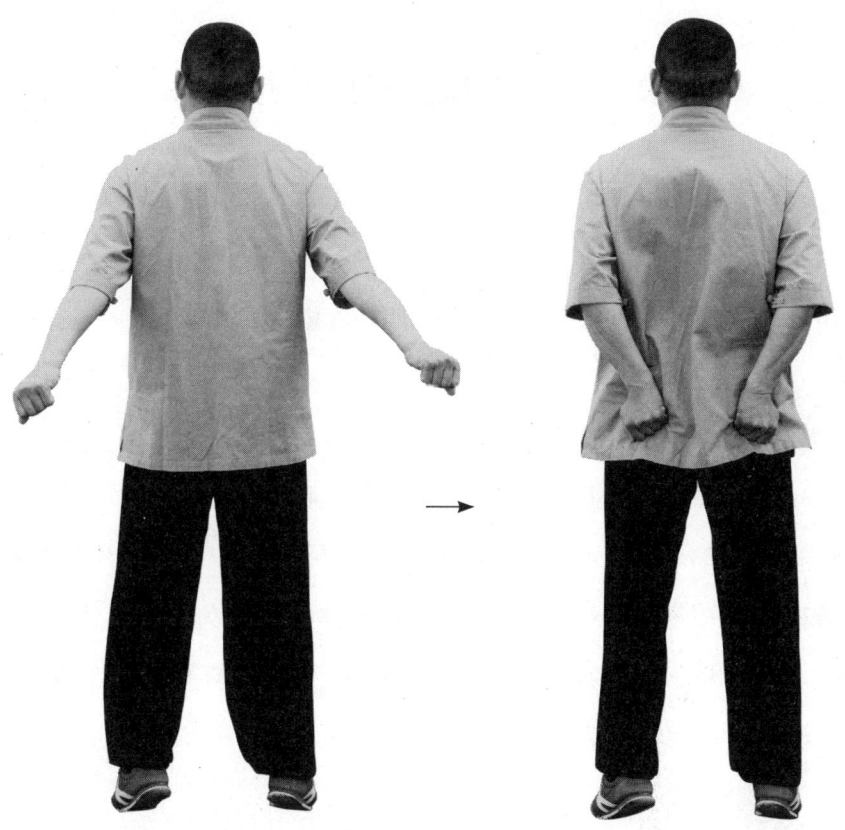

3. 双手握拳，同时敲打环跳穴（在股
外侧部），每组三十秒，可做七组。

动作理论依据：《黄帝内经》

动作疗效：

叩经利胆的动作，可以促进胆汁分泌，有疏肝理气的功效，能够缓解胸
闷、气短、胁肋胀满、疼痛等症状；还可以促进气血流通，加速新陈代谢，
缓解不良情绪，改善睡眠质量，增强人体的生命活力。

第四节　胆之健康保养

胆的健康不容忽视，以下介绍一些利胆的食物，以供参考。

1. 核桃抑制人体内胆固醇的形成

核桃营养价值丰富，其中86%的脂肪是不饱和脂肪酸，核桃富含铜、镁、钾、维生素B1、维生素B6和叶酸，也含有纤维、磷、烟酸、铁、亚油酸和泛酸。核桃中富含的亚油酸，可以抑制人体内胆固醇的形成，降低胆汁中胆固醇的浓度，能有效阻止胆结石的形成；其含有的不饱和脂肪酸，可改善胆汁成分，有利于结石的排出。

2. 黑木耳有利于胆结石的排出

黑木耳富含脂肪、碳水化合物、粗纤维、钙、磷、铁、维生素B1、维生素B2及烟酸，它有促进消化系统中各种腺体分泌的功能，可润滑内外胆管，分化结石，使其脱屑缩小，经胆管排出。

3. 玉米利肝胆

玉米富含亚油酸、蛋白质、维生素E、胡萝卜素、叶黄素及矿物质，具有调中开胃、益肺宁心、清湿热、利肝胆、延缓衰老等功能。

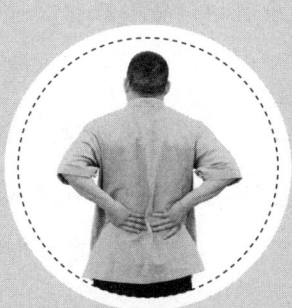

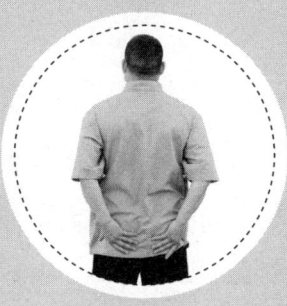

第十章 『膀胱』之存储

膀胱是由平滑肌组成的一个囊形结构，位于下腹前部中央骨盆内，是人体的储尿器官。

第一节 膀胱——州都之官，津液藏焉

病 案

2023年2月，一位三十多岁的女性患者来到了诊室，她脸色略显苍白，轻轻地坐在椅子上，好像在竭力忍着身体的某种不适。据她自述，自己近几个月来一直被尿急、尿痛困扰。排尿时滴沥不尽，尿道口火辣辣地疼，有时甚至疼得直不起腰，偶尔尿液中还带有血丝。一周前，因工作原因劳累憋尿后，症状更加严重，腰酸腰痛如折，每晚睡眠较差，多梦，起夜能达到4次之多，但每次排量很少。平时容易乏力，口舌干燥。中西医诊治多次，效果不明显，经人介绍，来我这里就诊。

检 查

听完她的症状描述，我心里有了初步判断，为了更准确地了解情况，我深入询问了她的生活习惯、饮食习惯及家族病史。了解到在出现病症之前，由于工作繁忙，她常常加班熬夜，饮食也不规律。有时为了提神，还会喝咖啡和浓茶，除此之外平时喝水较少，每日排尿量也不多。患者身体颇健，无头晕头痛、恶寒发热等症，食纳尚可，无相关家族病史。

在舌象方面，她的舌质发红，舌苔薄腻。脉象则细小弦滑。尿常规检查结果显示白细胞计数偏高。

诊 断

此案患者主要症状为小便频急不爽，尿刺痛，带有血丝，并且感觉到腰酸乏力，夜寐多梦。

根据这些症状体征结合脉象，我诊断他的情况在中医上属于淋证，在西医上属于慢性膀胱炎。概因劳累、憋尿，加饮水不多致使，病位主要在膀胱。

膀胱是泌尿系统中的一个重要环节，它与其他器官如肾脏、输尿管、尿道等共同协作，维持着人体的水液代谢平衡。因此，对于膀胱的了解和掌握，有助于我们预防膀胱疾病，更好地维护整个泌尿系统的健康。接下来，请看我重点讲述膀胱的养生知识。

溯源

淋之为病，小便如粟状，小腹弦急，痛引脐中。

——《金匮要略·五脏风寒积聚病脉证并治》

本案患者小便滴沥不尽，腰腹酸痛，病机与古籍相合。

膀胱是由平滑肌组成的一个囊形结构，位于下腹前部中央骨盆内，是人体的储尿器官。膀胱是六腑之一，呈囊状，其后端开口与尿道相通，依靠与尿道交界处的括约肌控制尿液的排出。

膀胱空虚时呈锥体形，充满时其形状变为卵圆形，顶部可高出耻骨上缘。膀胱底内面三角形区，位于两输尿管口和尿道内口三者连线之间，被称为膀胱三角。膀胱三角的两后上角是输尿管开口的地方，膀胱的下部是尿道内口。

女性膀胱后壁与子宫膀胱间隙相连接，但与子宫体隔开，在腹膜间隙下与子宫颈、前阴道壁直接相连。女性的膀胱在其输尿管外侧与前层阔韧带相连，子宫体和底位于膀胱之上。男性膀胱底部与直肠间接相连，中间有精囊、输精管壶腹及直肠膀胱筋膜，输尿管在靠近精囊的地方进入膀胱。

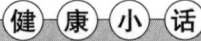

健 康 小 话

膀胱为何更容易感染得病?

①**生理构造**。作为尿液的储存和排泄器官，它经常与外界的细菌和其他病原体接触，从而增加了感染的风险。

②**生活习惯**。因工作及生活影响，很多人有长时间憋尿、水分摄入不足等不良习惯，缺乏个人卫生意识，容易引发膀胱感染。

③**其他器官影响**。膀胱作为泌尿系统的一部分，与其他器官紧密相连，当身体其他部位如尿路、肾脏等发生感染时，病原体可能会波及膀胱。

第二节 容易被忽视的膀胱病

膀胱健康不容忽视，以下介绍几种常见的膀胱疾病，以便了解其病症的起因及症状特性。

膀胱炎

膀胱炎是人体泌尿系统最常见的疾病，尤以女性多见。该病是泌尿系统感染的一部分或是由泌尿系统其他疾病的继发感染导致。膀胱的炎症可分为急性与慢性两种，当急性膀胱炎得不到彻底治疗可迁延成慢性膀胱炎，而慢性膀胱炎在机体抵抗力降低或局部病变因素加重时，又可转化成急性发作，两者间可互相转化。

膀胱结石

膀胱结石是指在膀胱内形成的结石，分为原发性膀胱结石和继发性膀胱结石两种。原发性膀胱结石，多发于儿童，多由于营养不良导致膀胱内形成结石。继发性膀胱结石是指来源于上尿路或继发于下尿路梗阻、感染、膀胱异物或神经源性等因素而形成的膀胱结石，多发于患前列腺增生的老年男性。膀胱结石的主要症状是疼痛和血尿。

膀胱肿瘤

膀胱肿瘤是泌尿系统中最为常见的肿瘤，其可先后或同时伴有肾盂、输尿管、尿道肿瘤。

对于膀胱肿瘤的发病原因并无完全明确答案，但公认可诱发的因素有：吸烟、长期接触芳香族类、膀胱黏膜局部长期遭受刺激、体内色氨酸的代谢异常、某些药物、膀胱内寄生虫病等。

临床表现为血尿、膀胱刺激征、排尿困难、上尿路阻塞、下腹部包块等症状。

膀胱癌

膀胱癌是人体全身十大常见肿瘤之一，也是泌尿系统中最为常见的恶性肿瘤。其病因复杂，既有内在的遗传因素，也有外在的环境因素，吸烟和接触芳香胺类化学物质是导致膀胱癌的两大较为明确的致病危险因素。

膀胱癌患者最初的临床表现为血尿，通常为间歇性、无痛性，肉眼可见血尿，其出现频率有可能为一次或持续一天或是数天，可自行减轻或停止。血尿的颜色由浅红色至深褐色不等，常为暗红色。出血量与血尿持续时间的长短，肿瘤的恶性程度、大小、范围和数目并不一定成正比，有时很小的肿瘤却出现大量的血尿，而有时发生肉眼可见的血尿时，肿瘤已经很大或已属于晚期。对于出现无痛性肉眼血尿，应考虑到泌尿系统肿瘤的可能性，特别是膀胱癌的可能性，应及时到医院就诊，尽早治疗。

本案患者所患便是典型的慢性膀胱炎，患者以中药调理一个月后，尿频较之前明显好转。此后半年，患者积极配合调整生活习惯及饮食结构，并搭配我所授推揉膀胱经法，症状未再复发。

此类患者，平时可多做我接下来详细讲述的两套动作，促进机体微循环。

健 康 小 话

呵护膀胱：日常护理指南

①**及时补水：**保证足够的水分摄入，有助于冲刷尿道，预防尿路感染。

②**避免过度摄入刺激膀胱的食物：**如奶制品、番茄、柠檬、豆制品等。

③**维持肠道菌群平衡：**肠道与膀胱紧密相关，保持肠道菌群平衡有助于减少膀胱感染的风险。

④**规律如厕：**养成良好的排尿习惯，在有尿意时及时排尿，避免长时间憋尿。

⑤**关注尿液变化：**时常观察尿液的性状，如颜色、气味等。如发现异常，应及时就医检查。

⑥**适度运动：**定期进行体育锻炼，增强体质，提高免疫力。

第三节　微运动之膀胱保养

附赠养生操视频
扫码即看动作教学

动作名称　**弓背下蹲**

动作详解 ·····························

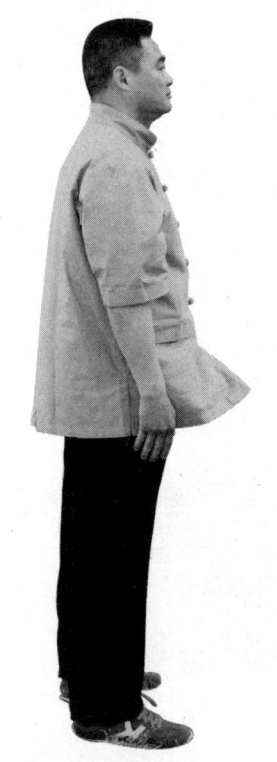

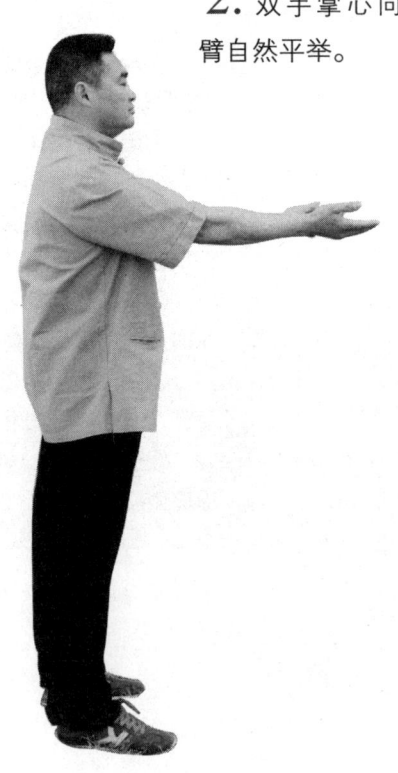

2. 双手掌心向上，双
臂自然平举。

1. 保持脊柱自然曲度挺拔站立，
双腿分开一肩半宽，脚尖稍朝外。

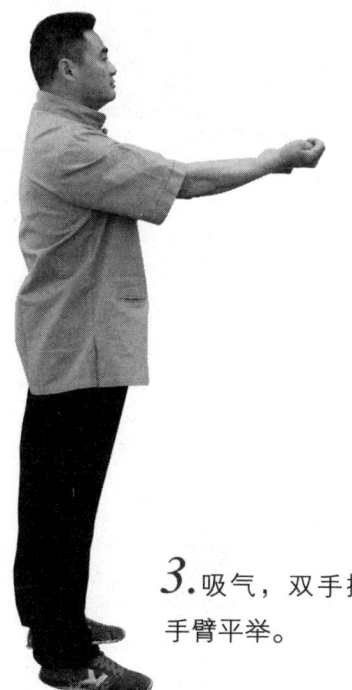

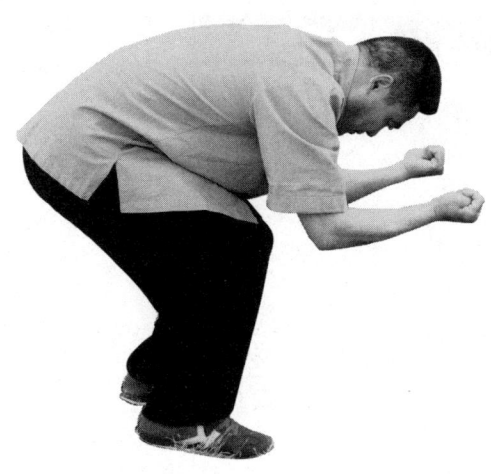

3. 吸气，双手握拳，手臂平举。

4. 呼气，弓背下蹲。下蹲时，双臂以肘部为中心向头部方向自然弯曲90度，双脚紧贴地面。

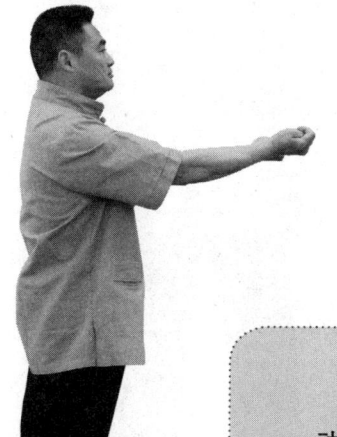

5. 吸气，以下蹲姿势恢复至站姿，双臂平举握拳。一呼一吸间为一个连续动作，每七次为一组，反复动作七组。

动作出处及依据：八段锦

动作疗效：

　　弓背下蹲能够促进盆骨区域血液循环，强健子宫肌肉。对遗尿、小便不利等症状的调理具有辅助作用。

动作名称 **推揉膀胱经**

动作详解 ....

1. 正向站姿，双脚分开
一肩半宽，上身直立。

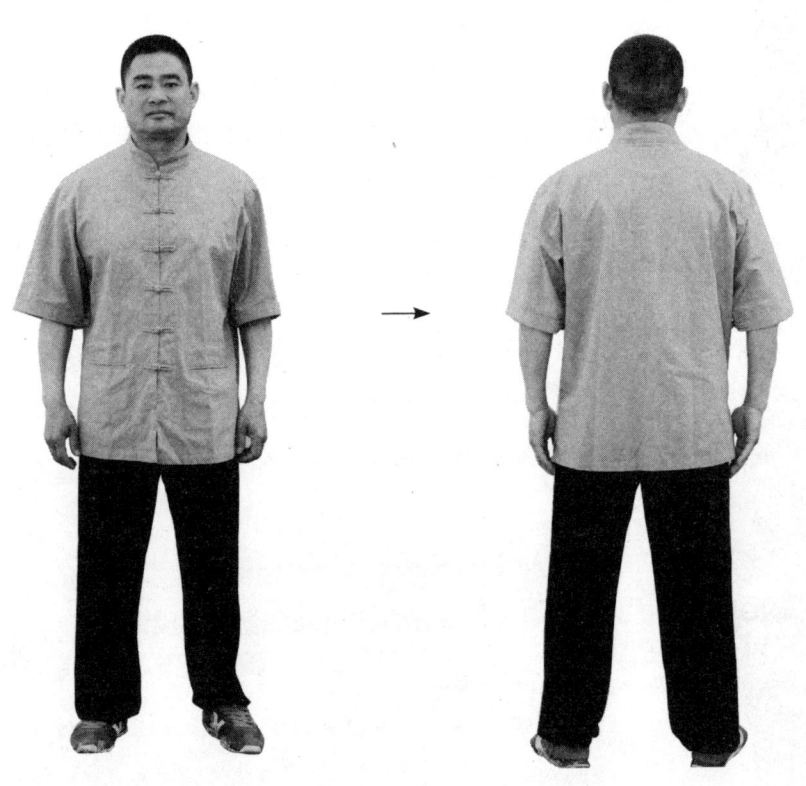

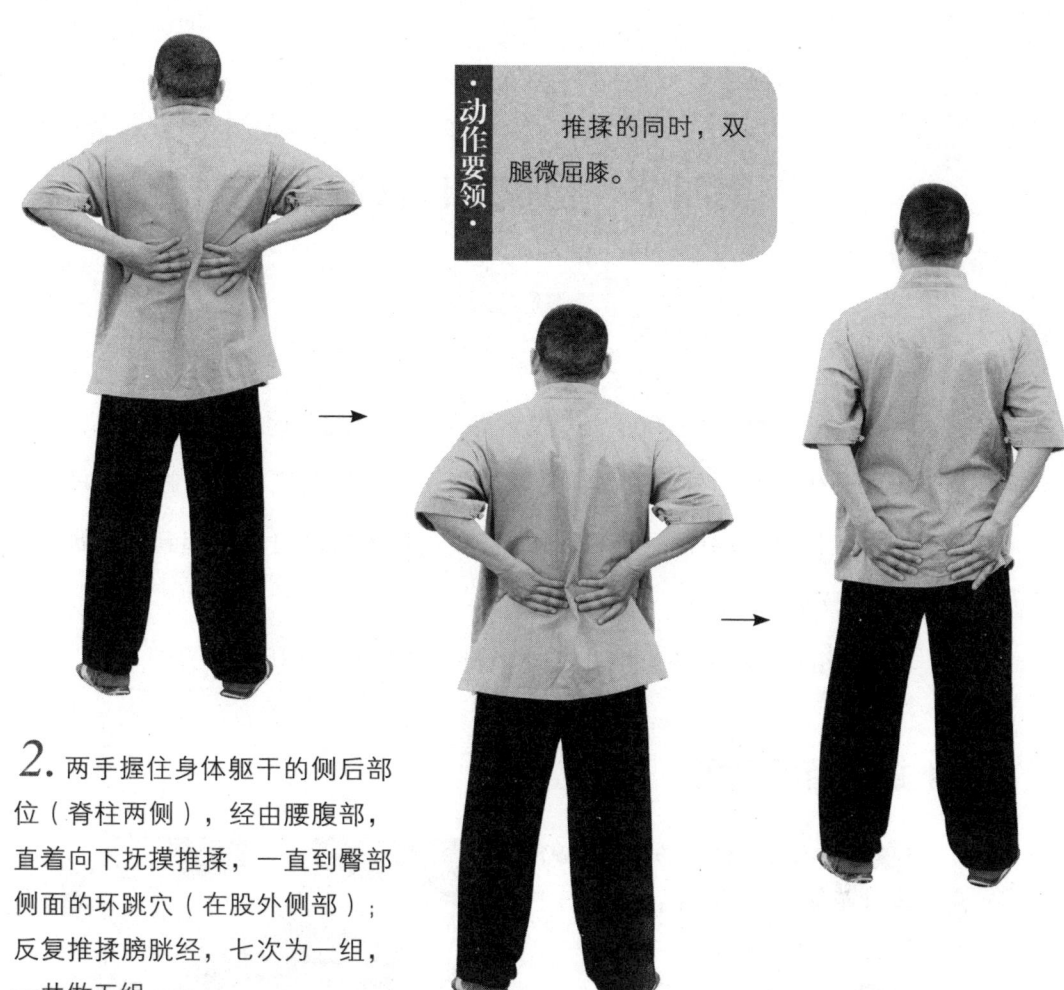

·动作要领·

推揉的同时，双腿微屈膝。

2. 两手握住身体躯干的侧后部位（脊柱两侧），经由腰腹部，直着向下抚摸推揉，一直到臀部侧面的环跳穴（在股外侧部）；反复推揉膀胱经，七次为一组，一共做五组。

动作理论依据：《黄帝内经》

动作疗效：

推揉膀胱经能够打通全身经络，促进机体微循环，帮助身体排毒。可温肾壮阳、强健腰膝、固精止遗、利水祛湿。对缓解目痛、头痛、鼻塞多涕、腹泻、小便不利、肠鸣、腰脊强直疼痛等症状具有一定的作用。

第四节　膀胱之日常调理

申时（15：00—17：00）是膀胱经最为活跃旺盛的时期，应多喝水，及时排尿。排尿时不要用力，容易耗损肾气。排尿时应咬紧牙根（后槽牙），自然排出，这样不仅可促使尿液顺利排出，同时，能起到固护肾脏、防治肾亏的作用。

以下介绍几个利于膀胱的利尿排毒食谱，日常我们可以制作食用。

🍲 豌豆苗口蘑汤

原料 口蘑50克，豌豆苗100克，金针菇50克，姜5克，盐3克，香油10克。

做法

①先将口蘑泡发洗净后备用；

②将豌豆苗去净泥沙洗净备用；

③姜洗净切成片备用；

④锅置于火上，锅中加入水并放入姜片煮开后，加入口蘑；

⑤待水再次烧开后，加入金针菇、豌豆苗和盐，水开后滴入香油，关火即成。

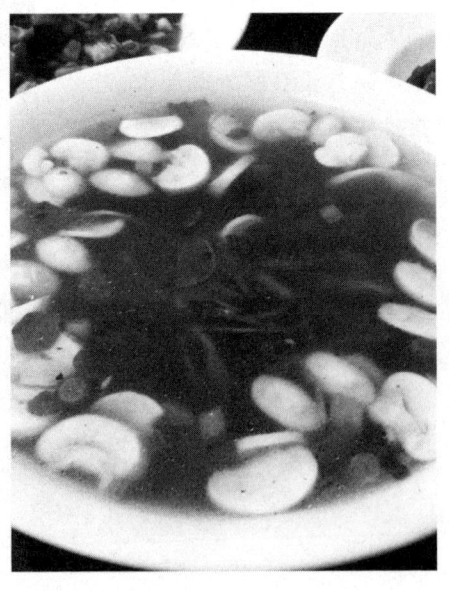

🍲 绿豆冬瓜汤

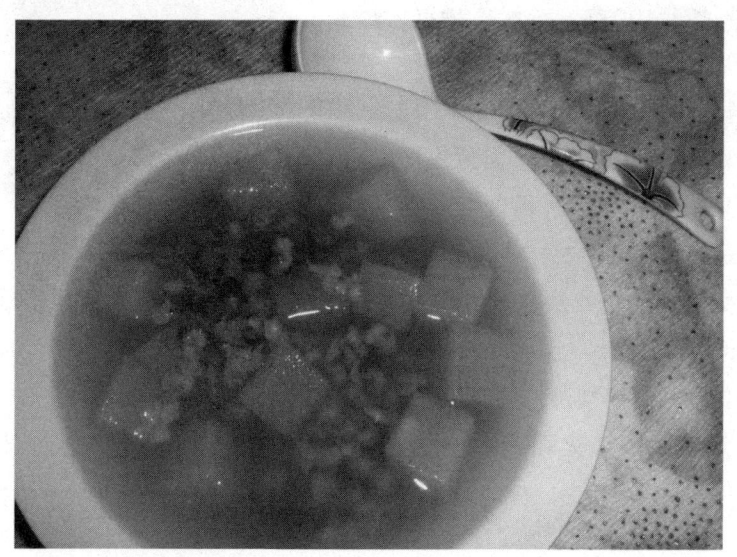

原料 冬瓜500克，绿豆50克，葱20克，姜10克，盐5克。

做法

①绿豆淘洗干净备用；

②冬瓜洗净去皮、去瓤，切成小块或片备用；

③葱切段，姜切片备用；

④将汤锅放在火上，加入500毫升水烧沸，先放葱段、姜片，后下绿豆大火烧沸后转文火将其煮烂；

⑤绿豆煮烂后，放入冬瓜，待其煮熟后，加入盐调味即成。

🍲 豌豆苗冬瓜汤

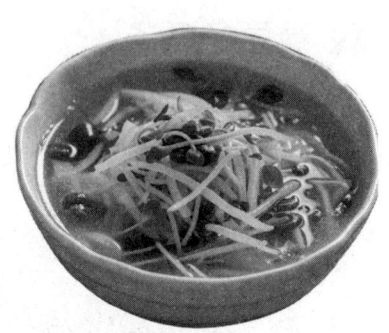

原料 冬瓜400克，豌豆苗20克，盐3克，料酒5克，淀粉10克，胡椒粉1克。

做法

①冬瓜洗净削皮去瓤，削除内面绵软的一层，切成薄片，每片再分切成均匀的细丝，豌豆苗洗净备用；

②把切好的冬瓜丝放在干淀粉中滚匀，投入开水中烫熟后捞出，经清水冲泡透凉；

③锅内加入高汤烧沸，依次加入料酒、胡椒粉、盐、冬瓜；

④汤烧沸后改小火煨3至4分钟，冬瓜出锅后盛盘，撒入少许的豌豆苗即可。

🍲 木耳芦笋蘑菇汤

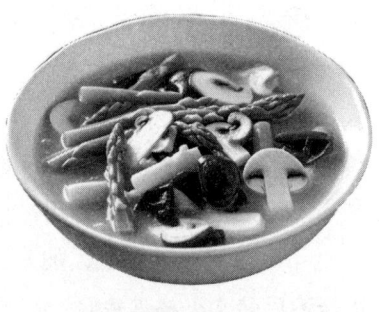

原料 芦笋350克，鲜蘑菇150克，黑木耳（干）50克，酱油5克，盐3克，胡椒粉3克，香油10克。

做法

①芦笋洗净，切去根部老的部分后再切成小段；

②鲜蘑菇洗净去泥沙后放入锅中，用开水烫后捞出，切片备用；

③黑木耳泡发后备用；

④锅中放入高汤加盐、胡椒粉煮开后，依次放入芦笋、鲜蘑菇、黑木耳同煮3分钟左右待其煮熟后，倒入酱油和香油调味即成。

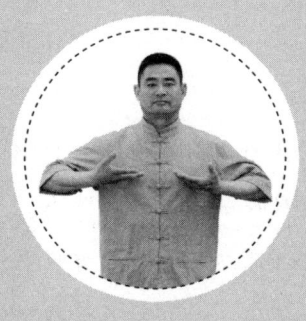

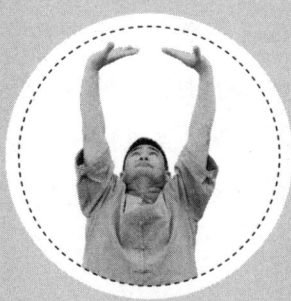

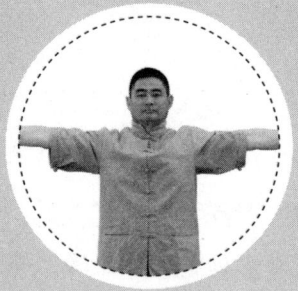

第十一章

「三焦」之融通

上焦、中焦、下焦合称为三焦，是人体六腑之一。

第一节 三焦——决渎之官，水道出焉

病 案

2024年1月，诊室里走进了一位四十多岁的男性患者。他的喉咙似乎有些不适，不时轻咳几声，面色略显疲惫，双眼中带着一丝焦虑。在跟他谈话间，我发现他的声音嘶哑，嗓子里好像总是有痰，呼吸也不够顺畅。据他自述，他喉咙反复咽堵已两年之久，一开始只是轻微的喉咙不适，但慢慢感觉越来越严重。尤其是最近一个月，症状突然加重，感觉喉咙里总有东西卡着，咳不出来也咽不下去。平时感觉餐后食物无法下行，疲惫乏力。且因病痛折磨，心情也不是很愉悦。为了治这个病，他曾经四处求医，服用了多副汤药，但效果并不明显。经同事介绍，前来就诊。

检 查

听完他的症状描述，我又深入询问了他的生活习惯、饮食习惯及家族病史。了解到他有十年吸烟史，病后戒除。患者平时饮食不节，午餐多以快餐和速食为主，较为辛辣、油腻。患者性格较为急躁，易与同事及领导闹矛盾，平时作息不太规律，所服用的汤药多为理气化痰之药，食眠尚可，家族无相关病史。

在舌象方面，他的舌质红润，舌苔发白薄腻；脉象细弱弦滑；形体消瘦，面色发黄。

诊　断

此案患者平日性格急躁，导致肝气郁结，气机逆乱上行，加之长久以来饮食不节，脾胃功能虚弱，不能正常运化水湿，致使痰浊内生，积聚于肺，痰气结于咽喉，上焦气机郁滞，所以出现咽堵、食物下行不畅等症。患者服用的理气化痰汤药也耗伤阴津，加重气机郁痹，所以导致了病程长达2年之久。

根据这些症状体征结合脉象，我诊断他的情况在中医上属于喉痹，在西医上属于慢性咽炎。治疗应以滋养肺胃，通畅上焦为主。

上述上焦并非指某个具体的部位，而是对人体横膈以上的内脏器官的总称，属于人体三焦之一，它的通畅对于维持人体的正常生理功能至关重要。下面就听我讲讲有关上、中、下三焦的基本知识。

> **溯源**
>
> 若湿热之邪郁滞于肺，则肺气壅塞不畅，宣降失职……或清气闭郁，气道痹阻，痰气互结而咽喉中不爽，湿热郁阻气机。
>
> ——《薛氏医案》
>
> 本案患者肺胃失于濡养，中焦虚弱，上焦不畅，故痰气结于咽，出现咽炎，病机与古籍相合。

上焦、中焦、下焦合称为三焦，是人体六腑之一。

三焦是中医藏象学说中一个特有的名词，位于躯体和脏腑之间的空腔，包含胸腔和腹腔。三焦将躯干划分为三个部位：横膈以上的内脏器官为上焦，包括心与肺；横膈以下至脐的内脏器官为中焦，包括脾、胃、肝、胆等内脏；脐以下的内脏器官为下焦，包括肾、大肠、小肠、膀胱（如图7）。其功能实际上是人体内五脏六腑全部功能的总体。

西医解剖学中的脏器概念与中医学中的脏腑概念不同，中医学将三

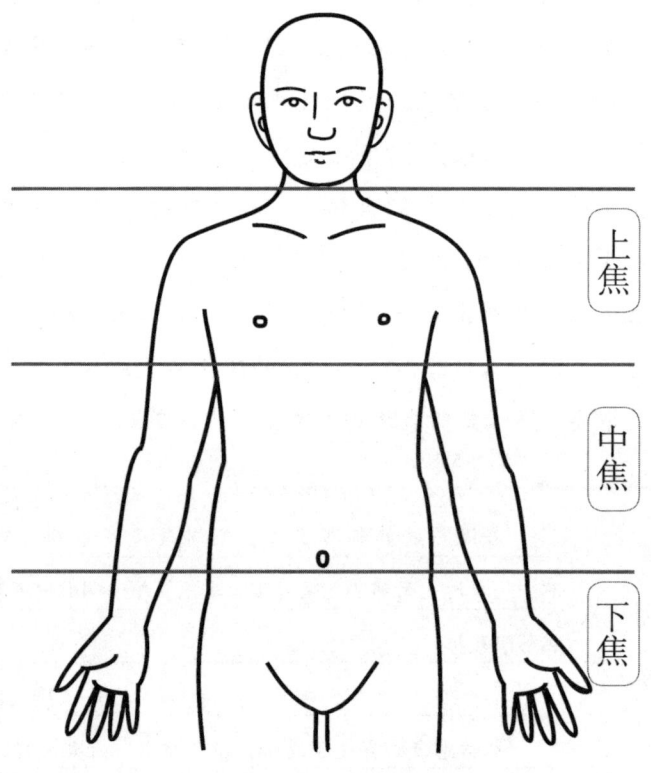

图7　三焦部位

焦单独列为一腑，是依据生理病理现象将其联系而建立起来的一个功能系统，并非是依据解剖学。

中医学中三焦的功能

中医学中三焦具有通行元气、运行水谷、运行水液的功能。

1. 通行元气

"元气"，指人体最根本的"气"，是人体生命活动的原动力。元气之根来源于肾，通过三焦进入人体十二经脉而后到达人体内的五脏六腑。

因元气通行于三焦，是人体"气"升降及出入的通道，同时也是气化的场所，故而又称三焦具有总司全身气机和气化的功能。如果人的身体或是身体某部位出现气虚，那么有可能是因元气虚弱而导致的三焦运行不畅或是衰退。

2. 运行水谷

三焦有对水谷的精微变化为营气，以及传化糟粕的作用，其出自《素问·六节藏象论》："三焦……仓廪之本，营之居也，名曰器，能化糟粕，转味而入出者也。"《黄帝内经》以三焦运行水谷来概括饮食的消化、吸收及排泄的功能，并根据上、中、下三焦在人体内所处的部位不同，对水谷在体内运行过程中所起的作用不同，从而做出"上焦主纳，中焦主腐熟，下焦主分别清浊、主出"的描述。

3. 运行水液

三焦掌管人体内的水液，具有运行水液、疏通水道的作用。人体内水液代谢是由多个脏腑器官在一系列生理功能的综合作用下产生的一个复杂的生理过程。其虽由胃、脾、肺、肾、肠、膀胱等脏腑共同协作完成，但人体水液的周身环流、升降出入，必须以三焦为通道才能实现。三焦水道不畅，必然影响体内相关脏腑器官对水液的输布与排泄，引发水液代谢的失常。

三焦的运行水液，是对胃、脾、肺、肾、肠、膀胱等脏腑器官水液代谢作用的综合概括。

中医中三焦的各自功能

三焦除了运行元气、水谷与水液的功能外，上焦、中焦、下焦还分别有其各自的功能。

1. 上焦如雾

上焦主要指胸中，包括心、肺二脏。上焦的生理功能，主要是输布水谷精微（气血）。

2. 中焦如沤

中焦主要指上腹部，包括脾、胃、肝、胆等内脏。中焦具有消化、吸收并转输水谷精微和化生气血的功能。

3. 下焦如渎

下焦主要指下腹部，包括肾、膀胱及大小肠。下焦的主要生理功能为传导糟粕，排泄二便。

❦ 什么是三焦经？

三焦经，是手少阳三焦经的简称，人体内十二经脉之一。

三焦经的经脉循行：起始于无名指末端（关冲穴），向上行至小指与无名指之间（液门穴），沿着手背（中渚穴、阳池穴），出于前臂尺骨与外侧桡骨之间（外关穴、支沟穴、会宗穴、三阳络穴、四渎穴），向上通过肘尖（天井穴），沿上臂外侧（清冷渊穴、消泺穴），上达肩部（臑会穴、肩髎穴），交出于足少阳胆经的后面（天髎穴；会秉风穴、肩井穴、大椎穴），向前进入缺盆（锁骨上窝中央，胸正中线旁开4寸处），分布于膻中，散络于心包，向下通过横膈，从胸至腹，属于上、中、下三焦。

有两个支脉：其一为胸中支脉，从胸向上出于缺盆部，上走颈部，沿耳后直上，出于耳部上到额角，再屈而下行至面颊部，到达眼下部。其二为耳部支脉，从耳后入耳中，出走耳前，与前脉交叉于面颊部，到达丝竹空穴，与足少阳胆经相接。

第二节　三焦的常见病

清代吴鞠通以上、中、下三焦为纲，创立了以"对温病过程中的病理变化、证候特点及其传变规律进行分析和概括，确立治疗原则并借以推测预后转归"的辨证方法。该方法侧重于对湿热病症的辨证。

上焦病症

上焦的病症主要包括手太阴肺和手厥阴心包经的病理变化。

温病（指温热病邪）由口鼻而入，自上而下侵入人体。因口鼻通于肺，故开始即出现肺卫受邪的症状。温邪犯肺有两种传变趋向：一为"顺传"，病邪由上焦传入中焦，出现脾胃经的证候；另一种为"逆传"，从肺卫传入心包，出现邪陷心包的证候。

临床表现为：微恶风寒、发热、自汗、午后热甚、口渴或不渴而咳等。

中焦病症

中焦的病症主要包括手、足阳明和足太阴脾经的病理变化，分为脾经湿热证及胃燥伤阴证。

1.脾经湿热证是指湿温之邪，滞阻于太阴脾经而致的证候。

临床表现为苔黄滑腻、面色淡黄，身热出汗而不解、小便不利等。

2.胃燥伤阴证是指温病从上焦顺传至于中焦，表现出来的脾胃证候。

临床表现为口干咽燥、苔黄或焦躁、唇裂舌焦、身热面赤、腹满便秘等。

🌿 下焦病症

下焦的病症主要包括足少阴肾经和足厥阴肝经的病理变化，是指温邪深入下焦久滞不退，多为肝肾阴伤之证候。

其临床表现为：身热面赤、口干舌燥、手足心热、神倦耳聋、脉象虚弱、心中憺憺大动、神倦脉虚、舌绛苔少等。

《温病条辨》治病法论提出，"治上焦如羽，非轻不举；治中焦如衡，非平不安；治下焦如权，非重不沉"。本案患者以发散药物调理，配以动作疗法，1个月后痊愈。

由此可见，三焦调理当以清上焦、通中焦、补下焦为主，平时大家也可多做我接下来重点讲述的养生操，调理三焦，通经活络。

第三节 微动作之三焦 "保卫战"

动作名称 导引调三焦

附赠养生操视频
扫码即看动作教学

动作详解 ⋯⋯⋯⋯⋯⋯⋯⋯⋯⋯⋯⋯⋯⋯⋯⋯⋯⋯⋯⋯⋯⋯⋯⋯⋯⋯⋯

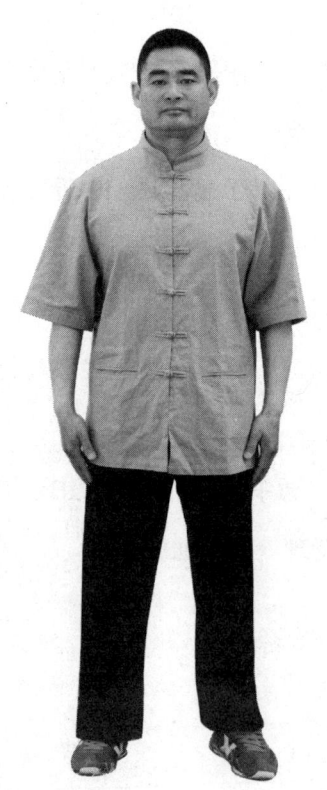

1. 身体直立，两足自然分开，与肩同宽，双臂自然下垂，双目平视。全身放松，呼吸调匀。

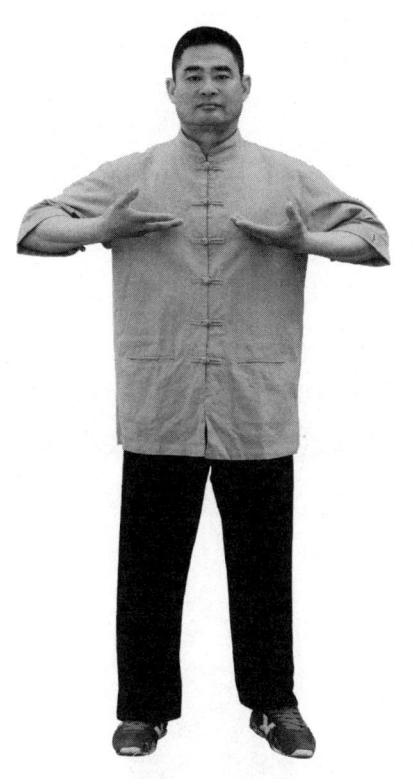

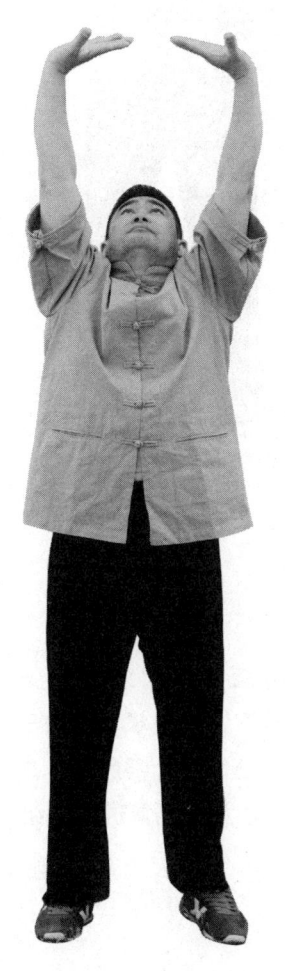

3. 上升至颈部时，双掌掌心自然向外翻转，并继续上举至头顶，掌心向上，双臂伸展。同时，抬头眼望双手手背。

2. 双手手心向上，随着慢慢吸气，双手缓缓由腹胸沿中线平端上升。

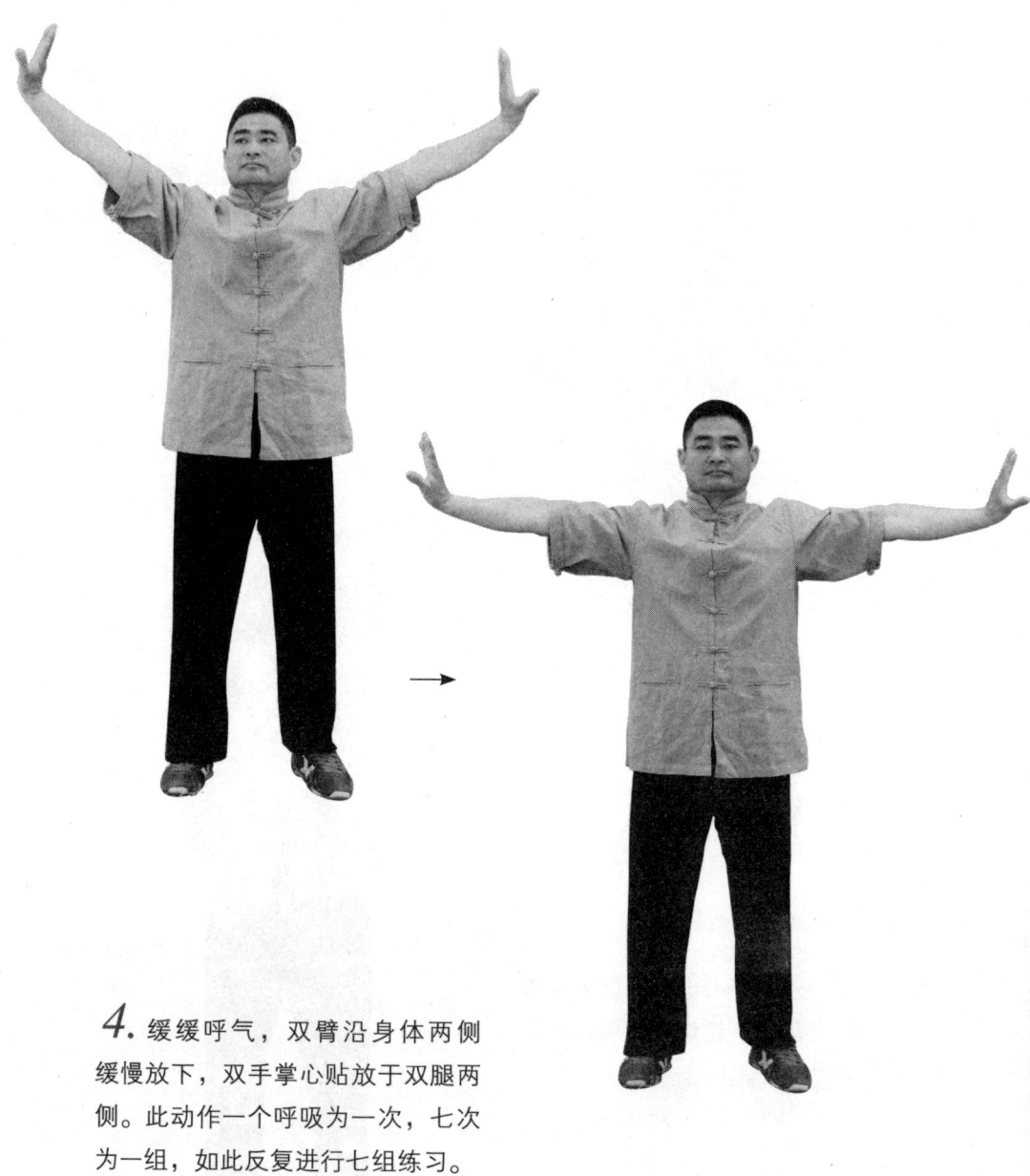

4. 缓缓呼气，双臂沿身体两侧
缓慢放下，双手掌心贴放于双腿两
侧。此动作一个呼吸为一次，七次
为一组，如此反复进行七组练习。

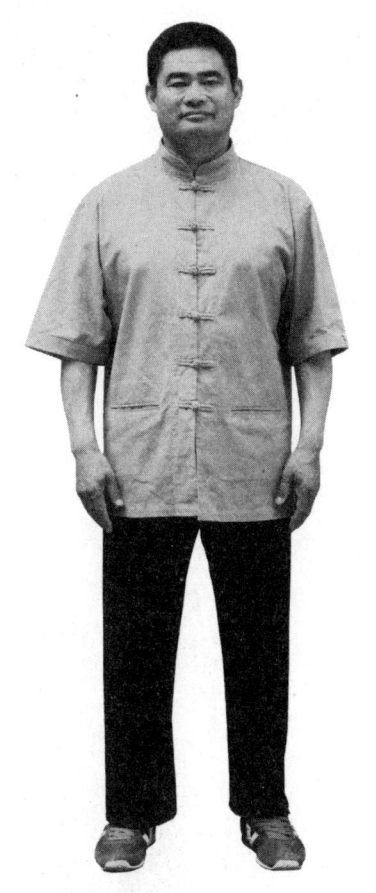

·动作要领·

动作要领：动作应与呼吸协调配合，手臂上举时深吸气，足跟离地站立片刻，呼吸可稍停，两臂放下时深呼气。

动作出处及依据：八段锦

动作疗效：

导引调三焦，可调理三焦、通利水道、通经活络。对三焦不畅通而引起的眩晕、耳鸣、喉痛、胸腹胀闷、小便不利、肩背僵硬等症状有明显的调节作用。

动作名称 **摩天式**

动作详解 ··

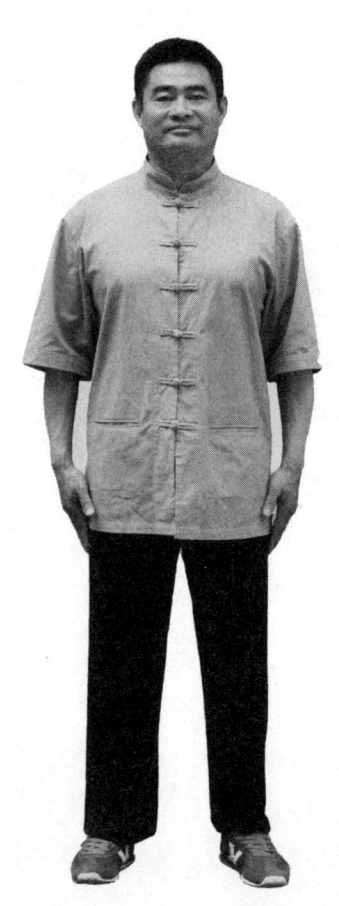

1. 取正向站姿，双腿自然分开，与肩同宽，双手自然放于腿两侧。

2. 双臂平举于身体前，十指交叉相握，双手拇指相贴指尖向前，同时，双臂向前伸直。

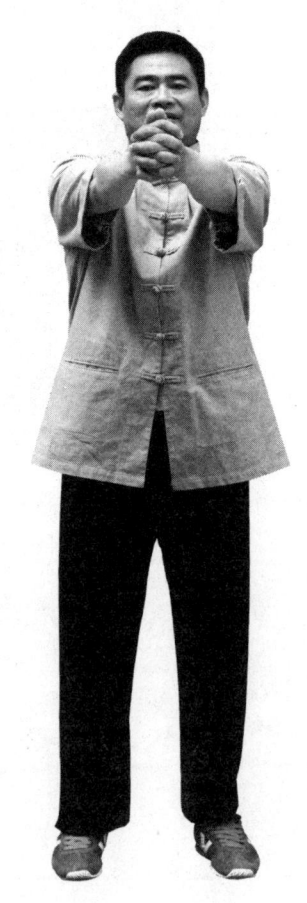

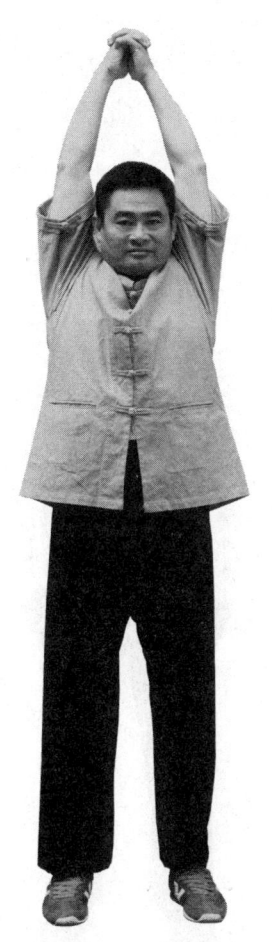

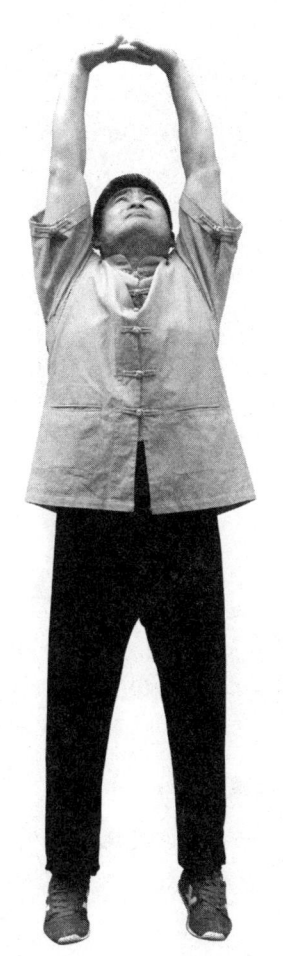

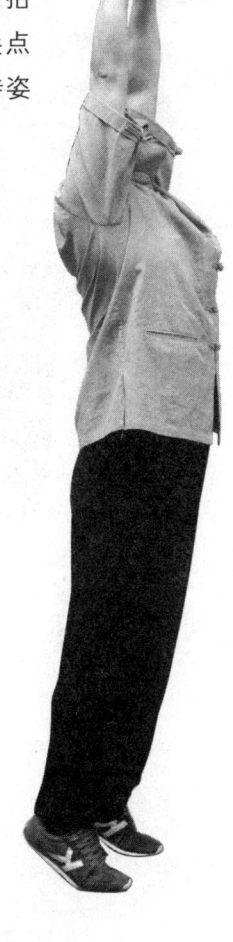

4. 翻转掌心向上，头部慢慢抬起，眼望手臂。吸气，同时脚尖点地脚跟抬起，向上伸展，并保持姿势6秒。

3. 两臂自胸前向上伸展，直至上臂放于耳后。

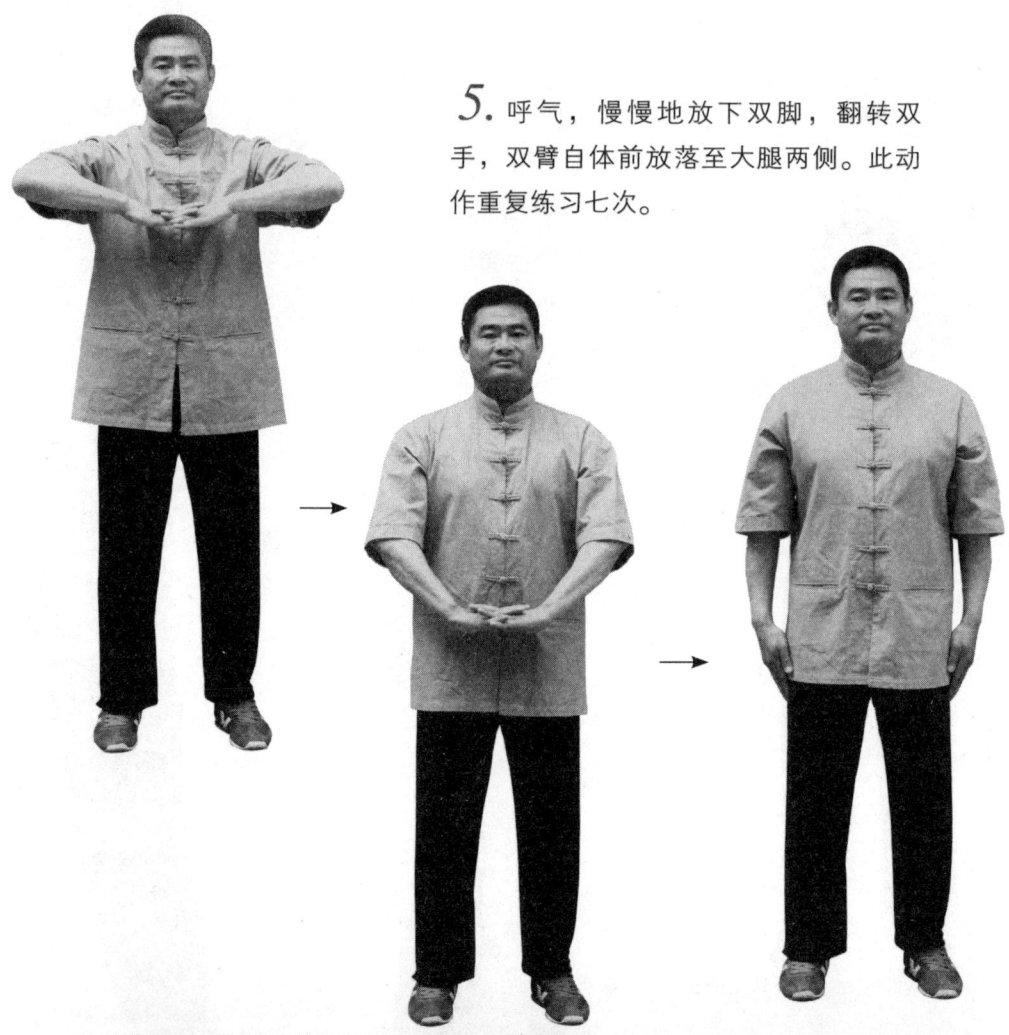

5. 呼气，慢慢地放下双脚，翻转双手，双臂自体前放落至大腿两侧。此动作重复练习七次。

动作出处及依据：八段锦

动作疗效：

摩天式动作能够滋养、增强脊柱韧性，放松和伸展整条脊背肌肉，舒缓背部肌肉胀痛。同时，伸展所有腹肌对腹内脏器可起到相互"抚摩"作用，对缓解便秘具有明显的功效。

第四节　三焦之日常保养

三个保养三焦的方式

针对三焦之日常保养，主要从合理饮食、适当运动及规律休息三个方面入手。

1. 合理饮食：大米特别适合三焦经

在饮食方面，建议大家多吃大米。大米性平味甘，与绿豆同煮具有清热解毒之功效。最重要的是大米适合于体内各经络，特别是三焦经。

2. 适当运动可使三焦通畅

通过适当运动，尤其对三焦进行针对性的运动，可使三焦通畅，激发人体脏腑器官之功，能使各脏腑器官间功能融通，使人之机体由内而外地焕发活力。

3. 规律休息保证三焦畅通

亥时（21：00—23：00）人体十二经脉运行至三焦经，此时经脉运行已经过十二时辰，需要休息，因此在睡前要保证自身情绪不要出现大幅度地波动，保持平和的心境。

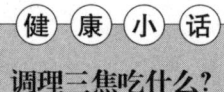

健 康 小 话

调理三焦吃什么？

1. 绿豆

绿豆味甘，性寒，具有清热解毒、消暑、利水的功效，适当食用可改善上火引起的咽喉肿痛、小便不利等症状。

2. 苦瓜

苦瓜味苦，性寒，具有祛暑涤热、明目、解毒的功效，适当食用后可以改善暑热烦渴、目赤肿痛、痢疾等症状。

3. 冬瓜

冬瓜味甘、淡，性微寒，具有利水消肿、清热生津、化痰止咳的功效。

4. 薏苡仁

薏苡仁味甘、淡，性凉，具有利水渗湿、健脾止泻的功效。

此外，还可以吃一些具有辅助通便、清热利湿功能的食物，比如丝瓜、黄瓜、西瓜等。